Kinder- und Jugendstimme

Band 15

Kinder- und Jugendstimme

Band 15

Herausgegeben von
Prof. Dr. Michael Fuchs

Michael Fuchs (Hrsg.)

Harmonie – Dissonanz – Kritikkultur

Logos Verlag Berlin

λογος

Kinder- und Jugendstimme

Herausgegeben von

Prof. Dr. Michael Fuchs

unter Mitarbeit von Dipl.-Sprechwissenschaftlerin Ulrike Sievert

Universitätsklinikum Leipzig AÖR
Sektion Phoniatrie und Audiologie
Liebigstraße 10-14, 04103 Leipzig

Tel.:   +49 (0)341 / 9721 800
Fax: +49 (0)341 / 9721 809
Email: phoniatrie@uniklinikum-leipzig.de

Bibliografische Information der Deutschen Nationalbibliothek

Die Deutsche Nationalbibliothek verzeichnet diese Publikation in der Deutschen Nationalbibliografie; detaillierte bibliografische Daten sind im Internet über http://dnb.d-nb.de abrufbar.

ISBN 978-3-8325-5342-5
ISSN 1863-2440

Logos Verlag Berlin GmbH
Georg-Knorr-Str. 4, Geb. 10,
12681 Berlin

Tel.:   +49 (0)30 / 42 85 10 90
Fax: +49 (0)30 / 42 85 10 92

https://www.logos-verlag.de

Vorwort

Auch bei der musikpädagogischen, medizinischen und stimmtherapeutischen Arbeit mit der Kinder- und Jugendstimme gilt: Es werden Fehler gemacht. Manche dieser Fehler sind geradezu erwünscht: In Lernprozessen und beim Üben sind sie unabdingbar, um sich zu verbessern. Andere können den Betroffenen zum Nachteil gereichen oder gar ernsthaft schaden und müssen zukünftig unbedingt vermieden werden. Insofern ist der differenzierte, achtsame Umgang mit Fehlern eine stete Aufgabe in der täglichen Arbeit.

Dies setzt eine Kultur voraus, die eine angstfreie, ehrliche und sachliche Fehleranalyse und eine wertschätzende, kollegiale und zugleich konsequente Interaktion bei der Fehlerbehebung ermöglicht. Diese Fehler- und Kritikkultur ist von zahlreichen Rahmenbedingungen abhängig, nicht zuletzt von gesellschaftlichen Normen und kulturell bedingten, nationalen Unterschieden. Letztlich gilt es aber, die Chance zu begreifen, die jedem Fehler innewohnt: besser zu werden, Schwächen zu schwächen und Stärken zu stärken.

Uns erschien es wichtig, Gemeinsamkeiten und Unterschieden nachzuspüren, die für die verschiedenen Professionen beim Umgang mit Fehlern und beim gegenseitigen Geben und Empfangen von Feedback typisch sind. Wir wollten ausloten, ob und wie wir voneinander lernen und Erfahrungen übernehmen können.

In der Medizin sollen zum Beispiel Fehler-Management-Systeme dafür sorgen, kritische Situationen zu vermeiden. Und dennoch ist es unter Umständen nicht leicht, als nachgeordnete Mitarbeiterinnen und Mitarbeiter Vorgesetzte auf Fehler hinzuweisen. Auch die Philosophie und die Gesprächstechnik, die erforderlich sind, um mit Patientinnen und Patienten über Fehler in der Behandlung zu kommunizieren, braucht häufig noch mehr Beachtung und Übung in der Ausbildung oder im Studium.

In der Musikpädagogik wiederum ist die kritische Einschätzung einer musikalisch-künstlerischen Leistung ein zentrales Element, wobei die Herausforderung in einer gelingenden Kommunikation mit den Schülerinnen und Schülern und deren Eltern besteht. Das Feedback soll motivieren und zugleich Verbesserungspotenzial eindeutig benennen und Wege dafür aufzeigen. Ein ungeeigneter Umgang mit Fehlern kann zur Auslösung oder Verstärkung von Lampenfieber und Auftrittsangst führen.

Die musikalischen Begriffe „Harmonie" und „Dissonanz" stehen dabei durchaus auch in diesem Kontext symbolisch für die Notwendigkeit einer wertschätzenden, achtsamen Beziehung als Grundlage für eine gelingende Kritikkultur. Im erweiterten Sinne gilt das auch für die interdisziplinäre Zusammenarbeit zwischen Musikpädagogik, Medizin und Stimmtherapie bei der Betreuung der Stimme im Wachstum. Diese wird besonders gut gelingen, wenn auf der Grundlage eines aktuellen, gemeinsamen Wissenshorizontes, mit Wertschätzung auf Augenhöhe und mit der Bereitschaft, voneinander zu lernen, agiert wird. Gerade in diesen Berufsgruppen spielt die Harmonie, in der man sich mit sich selbst befindet, eine wichtige Rolle: Achtsamkeit und Selbstfürsorge sollten als Teil der Professionalität wahrgenommen und bewusst gelebt werden.

Dieser Band vereint die schriftlichen Zusammenfassungen der Vorträge und Workshops des 18. Leipziger Symposiums zur Kinder- und Jugendstimme, das Ende Februar 2020 unmittelbar vor dem ersten großen Lockdown im Rahmen der Corona-Pandemie stattfand. Wir sind gleichermaßen dankbar und glücklich, dass wir das Symposium einerseits nahezu unbeeinträchtigt erleben konnten – angesichts der gravierenden Einschränkungen, die wenige Wochen später folgten – und andererseits für die Teilnehmenden und Mitwirkenden kein Infektionsherd von unserer Veranstaltung ausging.

Als Herausgeber danke ich herzlich allen Autorinnen und Autoren der einzelnen Kapitel. Damit verbindet sich die Hoffnung, dass für die Teilnehmerinnen und Teilnehmer des Symposiums eine gute schriftliche Zusammenfassung des Erlebten, zugleich aber auch für die geneigte Leserschaft ein praktikables und informatives Kompendium zu diesem Thema entstanden ist. Dabei sei nur zur Vollständigkeit darauf hingewiesen, dass die Inhalte der Kapitel stets die Meinungen und Sichtweisen der jeweiligen Autorinnen und Autoren widerspiegeln. Wie schon in den vergangenen Bänden dieser Schriftenreihe, haben wir uns wieder dafür entschieden, den Band im Sinne der besseren Lesbarkeit so zu gestalten, dass die im Text gebrauchten Personenbezeichnungen ungeachtet ihrer grammatikalischen Form gleichermaßen für Personen aller Geschlechter gelten. Zum Gelingen dieser

Publikation haben zu sehr großen Teilen Frau Ulrike Sievert aus unserer Sektion Phoniatrie und Audiologie und Herr Dr. Volkhard Buchholtz vom Logos-Verlag in Berlin beigetragen, wofür ich ebenfalls sehr dankbar bin. Ich weiß die langjährige, hervorragende Zusammenarbeit sehr zu schätzen.

Ich wünsche im Namen aller Beteiligten eine anregende Lektüre.

Leipzig, Juni 2021

Prof. Dr. Michael Fuchs

Inhaltsverzeichnis

Fehlerkultur in der Instrumental- und Gesangspädagogik

Silke Kruse-Weber / Victoria Vorraber

Einführung

Der Umgang mit Fehlern ist in der Instrumental- und Gesangspädagogik auf allen Leistungsstufen und über die gesamte musikalische Entwicklung hinweg ein zentrales Thema [10, 11, 13]. Dennoch gibt es im Verhältnis zur hohen Relevanz noch relativ wenig explizites und systematisches Wissen. Dieser Beitrag soll basierend auf dem Vortrag vom 28.2.2020 beim 18. Leipziger Symposium zur Kinder- und Jugendstimme die Relevanz im Umgang mit Fehlern beim Üben, Musizieren und Unterrichten zusammenfassend beleuchten und Ansätze des Fehlermanagements skizzieren.

Im Fokus dieses Beitrags stehen zunächst die Einstellungen zu Fehlern vor dem Hintergrund von Lerntheorien und Lernmotivation. Des Weiteren werden interdisziplinäre Ansätze im Umgang mit Fehlern erläutert und hierbei neben Erkenntnissen aus Pädagogik und Psychologie auch andere Disziplinen wie Luftfahrt und Software-Design einbezogen. Abschließend werden die wesentlichen Grundsätze im konstruktiven Umgang mit Fehlern zusammengefasst.

Historische Aspekte

So wie Normen und Werte sich im Laufe der Geschichte ändern können, ist auch der Umgang mit Fehlern historisch geprägt. Man beschäftigt sich zwar seit der Antike analytisch mit dem Fehlermachen des Menschen, aber erst seit Anfang des 19. Jahrhunderts gibt es eine gezielte Auseinandersetzung mit dem Thema „Fehler" [25].

Der Umgang mit Fehlern war Ende des 19. Jahrhunderts zunächst als *Fehlerbekämpfung* zu verstehen. In seiner bahnbrechenden Arbeit „Die pädagogische Pathologie oder die Lehre von den Fehlern der

Kinder" [21] listet Ludwig von Strümpell 1892 in alphabetischer Reihenfolge Kinderfehler auf (z.B. Feigheit, Frechheit, Freiheitsdrang), bei denen es darum geht, sie als Norm- und regelabweichendes Verhalten zu ahnden, auszumerzen, zu kontrollieren und schließlich Fehlentwicklungen vorzubeugen. In den 20er-Jahren entstanden dann erste grundlegende, systematische Arbeiten von Pädagoginnen und Pädagogen zur Fehlerthematik und auch zur *fehlerhaften Wahrnehmung*, wie durch führende Vertreter der Gestaltpsychologie. Der Psychoanalytiker Sigmund Freud erforschte Fehler als *Fehlleistungen des Unbewussten* [4]. Nach dem zweiten Weltkrieg verschwand das Fehlerthema, bis es in den 80er-Jahren durch die Fehlerfolgen komplexer Technik und hier vor allem des Reaktorunfalls im Kernkraftwerk „Three Mile Island" in Pennsylvania, USA, neue Brisanz erhielt [26]. Von nun an ging es auch um das *Verstehen des Fehlers* als komplexes Ereignis und seiner Funktionsverfehlung. Anlässlich dieses und anderer Atomkatastrophen in England und Amerika wurde das „Erste internationale und interdisziplinäre Symposion zur Fehlerforschung" 1980 in Maine, USA, abgehalten. Es folgte weitere Fehlerforschung in der Pädagogik, schwerpunktmäßig in der Schweiz [20].

Ein Blick auf die Historie der (Musik-)Pädagogik kann einige interessante Aspekte in der Auseinandersetzung mit der Thematik liefern. Der Reformpädagoge Heinrich Jacoby (1889-1964) beobachtete beim Lernen die hemmende *Angst vor dem Falschmachen* und plädierte dafür, weniger Normen und Regeln von außen zu setzen, sodass jede/r Lernende erst selbst durch Ausprobieren *das Empfinden für das Stimmende* finden kann [8, S. 332 f.]. Jacoby fragt sich, warum so viele Kinder falsch singen:

> „Wir sind erzogen in lauter Angst vor dem Falschmachen. Zunächst singen alle Kinder falsch, bevor sie allmählich – ganz wie bei der Sprache – richtig singen. Je früher ein Kind beim „Falsch"-Singen korrigiert wird, desto gewisser wird es später beim Intonieren unsicher bleiben und sich so verhalten, daß man ein „schlechtes Gehör für Musik" konstatiert. Desto mehr wird seine Unbefangenheit und Bereitschaft, sich selber zu korrigieren, gestört, desto mehr gewöhnt es sich daran, sich nach außen zu orientieren und die anderen zu fragen, ob etwas falsch oder richtig

sei, und desto weniger kann es gelassen probieren, Klänge
zu intonieren, wie es sie hört. [8, S. 101]

Am 11. November 2011 führten wir an der Universität für Musik
und Darstellende Kunst Graz das Symposium „Exzellenz durch differenzierten Umgang mit Fehlern: Kreative Potenziale beim Musizieren und Unterrichten" durch. Dieses interdisziplinäre, internationale
Symposium thematisierte erstmalig umfassend das Thema Fehler in
den verschiedenen Bereichen der Musik. Zugleich interessierte die Frage, was Musikerinnen und Musiker und die Instrumentalpädagogik
aus den anderen Disziplinen wie Medizin, Luftfahrt, Entrepreneur-
ship, Psychologie und Pädagogik lernen können.

Was ist ein Fehler?

Die Bewertung von Fehlern ist aufgrund subjektiver Wahrnehmungen
und Interpretationen nicht eindeutig. Dass jede Wahrnehmung rein
subjektiv ist, gilt als eine der zentralen Thesen des Konstruktivismus
und wird gestützt durch die Neuroplastizität des Lernens. Den Lehrenden sollte die Subjektivität ihrer Anschauungen und damit auch
die Möglichkeit der eigenen Fehlbarkeit immer bewusst sein. Die Ursache von Fehlern liegt weiter häufig in einer Vielzahl unterschiedlicher, miteinander verwobener Gründe. Martin Hughes definiert Fehler und deren Ursachen aus der Sicht eines Hochschulprofessors und
Konzertpianisten:

> „Ein Fehler ist letzten Endes ein Ergebnis. Der Grund
> für einen Fehler liegt manchmal im Augenblick selbst –
> eine Störung, eine Ermüdung – aber genauso oft liegt der
> Grund für den Fehler weit zurück, in der Vorbereitung
> des Werkes, in der technischen Einstellung sowie in der
> Kenntnis des Textes. [7, S. 90]

Fehler im pädagogischen und musikalischen Kontext

Fehler gehören zu jedem Lernprozess. Bei vielen Dingen, die wir uns
aneignen, wie etwa Laufen und Sprechen, ist uns dies bewusst. Wir
bewegen uns ständig zwischen Scheitern und Gelingen. Im schulischen
Kontext sind Fehler jedoch meist negativ konnotiert.

Aus den Befunden von Fritz Oser und Maria Spychiger geht hervor, dass Fehler viel zu oft ignoriert oder von Lehrpersonen selbst ganz schnell korrigiert werden, ohne dass die betreffenden Schülerinnen und Schüler dadurch etwas lernen [20]. Lehrpersonen sind meist auf das richtige Ergebnis fokussiert. Der Lerninhalt bzw. das Lernpotenzial dieser Situation „verschwindet wie ein Flugzeug im Bermuda-Dreieck" [ebd., S. 163].

Das schnelle Selbstkorrigieren von Lehrenden ist auch im Instrumental- und Gesangsunterricht zu beobachten – oft gepaart mit übergriffigen Handlungen. Im Seminar „Umgang mit Fehlern" haben Studierende in den Jahren 2010 und 2011 aus ihren Erfahrungen im Umgang mit Fehlern berichtet. Hier ein Fallbeispiel von Herrn L.:

> „Um meine falsche Hand- bzw. Körperhaltung zu korrigieren, positionierte meine Lehrerin diese mit Gewalt an die richtige Stelle. Sie hat mir zwar nicht wehgetan, aber ich hätte meinen Fehler auch ohne diese Handlung korrigieren können. Mein erster Lehrer hat mir immer, wenn ich eine falsche Note gespielt habe, mit der Hand hinten am Hals ein wenig zugedrückt!" [12, S. 193]

Fehlerkultur in der Instrumental- und Gesangspädagogik besteht in einem Spannungsfeld zwischen Lernen aus Fehlern einerseits und auf der anderen Seite dem Bewerten einer Performance (*Practice-Mindset* vs. *Performance-Mindset*) [11]. In musikalischen Kontexten wird aber bisweilen nicht zwischen Fehlern als Information oder Bewertung differenziert [10]. Der Psychoanalytiker Helmut Möller beobachtet, dass der gesamte Musiker-Alltag von der Erwartung durchzogen sei, keine Fehler zu machen [17]. Perfektion erwartet nicht nur der Musiker oder die Musikerin selbst, sondern aufgrund der medialen Präsenz erwartet auch das Publikum, dass Musiker fehlerfrei spielen. Möller sagt:

> „Eine der wichtigsten Ursachen für Aufführungsängste ist daher die Einstellung gegenüber den Folgen von Fehlern. In jeder Auftrittssituation ist die Angst vor den Folgen von Fehlern präsent, weil Fehler nicht zurückgenommen werden können. Wer Angst vor den Folgen von Fehlern erlernt hat, baut die Erwartung auf, fehlerlos spielen zu müssen. [16, S. 61]

Daraus folgt:

> „Der Zwang zur Fehlerlosigkeit kann sich als der erste
> Schritt zur späteren Aufführungsangst erweisen." [ebd.]

Fehlerkompetenz

Um Fehler als Lern- und Entwicklungsmöglichkeiten nutzen zu
können und damit sie nicht zu Aufführungsangst führen, benötigen Lehrpersonen und Musiker Fehlerkompetenz. Diese konstituiert
sich aus

- dem Wissen über Fehler (z.B. welche Fehler führen zu welchen
  Konsequenzen),
- dem Wissen über die Anwendung von Handlungsstrategien in
  Fehlersituationen
- und einer Sensibilisierung für die unterschiedlichen Sichtweisen
  auf den Nutzen oder die Folgen von Fehlern. [5, S. 161]

Die musik- bzw. instrumentaldidaktische Kompetenz in Bezug auf die
Fehlerthematik hat weitere zahlreiche Aspekte zu berücksichtigen. Zu
differenzieren sind u.a. folgende:

- situative oder lang andauernde Fehler,
- Fehler in unterschiedlichen Lernfeldern (z.B. Blattspiel und Im-
  provisation),
- Fehler in den unterschiedlichen Sozialformen wie Einzel-,
  Partner- oder Gruppenunterricht,
- die jeweilige Zielsetzung und Phase des Lernens im Umgang mit
  Fehlern,
- die physiologischen und psychologischen Voraussetzungen.

Anfänger und Experten zeigen einen unterschiedlichen Umgang mit
Fehlern. Während Novizen Fehler eher ignorieren, nach dem „Prinzip
Hoffnung" [19] üben und schwierige Stellen zumeist mechanisch wiederholen, üben Experten problemorientiert und zielgerichtet. Experten erkennen, korrigieren und überwinden Spielprobleme, Schwächen
und Fehler für eine maximale Leistungssteigerung. Fehler werden als

essenzieller Bestandteil des Explorierens gesehen. Ferner sind Fehler von Anfängerinnen und Anfängern meist offensichtlich. Je größer die Expertise, desto weniger Fehler und vor allem *unauffällige* Fehler passieren, sodass sie vom Publikum nicht bemerkt werden [2, 18]. Expertinnen und Experten machen also auch Fehler, aber sie sind in der Lage, schnell und zielgenau auf Unvorhergesehenes zu reagieren, wie sich auch neurobiologisch nachweisen lässt. Sie reagieren sogar Millisekunden *vor* dem Fehler [6].

Einstellungen zu Fehlern

Konstruktivistische Grundgedanken – Triviale oder Nicht-Triviale Maschinen

Heinz von Foerster betrachtete das Lernen aus kybernetischer Sicht und kritisierte unser Bildungssystem, da es Lernende zu *Trivialen Maschinen* reduziere [23]. Das Innere, der Lernprozess, spiele keine Rolle. Bei Trivialen Maschinen ist der Output „pre-determiniert" und „analytisch bestimmbar" [ebd., S. 57]. Korrekte und strukturierte Wiederholung erfolgt in kleinen aufeinanderfolgenden Schritten. Fehler sind daher negativ konnotiert. Die Agenda liegt ganz allein bei der Lehrperson und Lernende reagieren nur auf Reize. Dieser Ansatz scheint auch heute noch beim Unterrichten weit verbreitet. Der Mensch ist aber (leider) keine Triviale Maschine. Als Konstruktivist und aus Sicht der Kybernetik beschreibt Heinz von Foerster Lernen als *Nicht-Triviale Maschine*: Es ist „synthetisch unbestimmt", „geschichtsabhängig" und vor allem „analytisch unbestimmbar" [ebd., S. 58]. Der Output ist unvorhersehbar, denn innen finden Rückkopplungsschleifen statt. Fehler sind hiernach rein informativ.

Dieses konstruktivistische Lernen findet in tätiger Auseinandersetzung dialogisch statt, alle Beteiligten sind aktiv. Dieser Prozess ist zirkulär insofern, als dass das Tun des Einen das Tun des Anderen bewirkt. Neue Informationen werden mit bereits vorhandenen verknüpft und Strukturen konstruktiv aufgebaut.

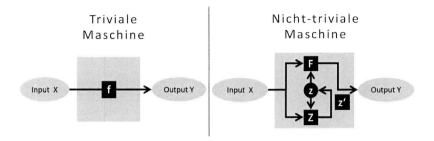

Abb. 1: Triviale und Nicht-Triviale Maschine [23, S. 57f.]

Lerntheoretischer Hintergrund

Nach den Untersuchungen von Oser und Spychiger gibt es zwei Grunddimensionen der Fehlerkultur: erstens *Fehlervermeidungs-* und zweitens *Fehlerermutigungsdidaktik* [20]. Lehrende, die eine Fehlervermeidungsdidaktik anwenden, tendieren häufig dazu, den Unterricht so zu gestalten, dass Fehler möglichst nicht auftreten. Sie setzen sich nicht mit Fehlern auseinander, ignorieren sie oder korrigieren sie selbst. In der Arbeitspsychologie prägte Theo Wehner den Begriff der *Fehlerfreundlichkeit* [24]. Hiernach ergaben Untersuchungen in Betrieben, dass mit einer fehlerfreundlichen Haltung mehr Sicherheit und weniger Fehler zu erwarten sind. Eine fehlerfreundliche Haltung zeichnet sich dadurch aus, dass sie sich mit Fehlern analytisch in einer angstfreien Atmosphäre auseinandersetzt. Fehlerfreundlichkeit kann hiermit Fehlerkonsequenzen kontrollieren, Aneignungschancen geben, sie gemeinsam auszuhandeln, und Gelegenheit zur Wiederholung geben. Diese Vorgehensweise entspricht einer Fehlerermutigungsdidaktik [20].

Aus den Fallbeispielen des oben genannten Seminars in den Jahren 2010 und 2011 konnten zwei weitere Grundhaltungen generiert werden: *Defizit- und Ressourcenorientierung* [10]. Hier ein fiktives Beispiel: Wenn man Studierende nach einem Auftritt fragt, was ihnen gut gelungen sei, ist zunächst die Antwort: „Noch nicht so gut war ..., leider war schlecht, dass ich ...” Die Studierenden denken zunächst an negative Aspekte ihrer Performance. Sie denken und fühlen somit defizitorientiert. Bei einer Ressourcenorientierung würde der Fokus auf die bereits vorhandenen Fähigkeiten und Stärken gelegt. Die Reflexion über das, was nicht optimal war, sollte immer mit der bewussten Anerkennung dessen, was gut war, ausbalanciert sein. Dieser Aspekt wird leider oft vernachlässigt [14].

Carol Dweck beschäftigt sich mit der Frage, warum manche Menschen erfolgreicher sind und sich das ganze Leben weiterentwickeln und andere nicht [1]. Die Erklärung sieht sie in zwei differenzierten Selbstbildern: dem *statischen* (festgelegten) und dem *dynamischen* (veränderbaren) *Selbstbild* [ebd.]. Sie erklärt das Lernpotenzial aus Fehlern in Relation zu diesen beiden Selbstbildern. Personen mit einer statischen Einstellung glauben, dass Intelligenz ein stabiles Merkmal ist und führen Fehler auf mangelnde Fähigkeiten zurück. Personen mit dynamischem Selbstbild dagegen glauben, dass sich Kompetenz durch Anstrengung entwickelt. Fehler werden dadurch als Gelegenheiten zum Lernen und Verbessern gesehen. Dweck zeigte in zahlreichen Studien, dass Lehrende mit einem dynamischen Selbstbild Schülerinnen und Schüler mit schwächeren Leistungen dazu motivieren können, ausgezeichnete Leistungen zu vollbringen [1].

Für die Lehrenden kommt es darauf an, jeweils den Bedürfnissen der Lernenden gerecht zu werden. Hierzu hilft es, die vorgestellten Lerntheorien nicht als polare Gegensätze aufzufassen, sondern die pädagogischen Spielräume aktiv zu nutzen und sie den unterrichtlichen Gegebenheiten jeweils anzupassen. Problematisch ist nur die Einseitigkeit bzw. das Beharren auf einer Einstellung.

Ansätze im Umgang mit Fehlern beim Üben und Musizieren

Es geht beim Üben und Musizieren nicht darum, Fehler zu vermeiden, sondern mit einer emotional entspannten Einstellung zu Fehlern und einer gewissen Flexibilität positive Lernerfahrungen aus Fehlern zu sammeln. Dazu braucht es ein gutes *Fehlermanagement*. Es gilt, die Folgen von Fehlern niedrig zu halten oder gar nicht aufkommen zu lassen, schnell und unauffällig auf Fehler zu reagieren und Folgefehler zu vermeiden [10].

Risikomanagement

Ein vorbereitendes Risikomanagement ist besonders in der Luftfahrt in der Ausbildung von großer Bedeutung, weil die Folgen von Fehlern irreversibel und verheerend sein können [9]. Daher ist es wichtig, mögliche Störungen im Flugsimulator zu antizipieren und Verhalten aufzubauen, welches den Umgang mit Fehlern unter schwierigsten Bedingungen emotional entlastet und einen geschickten Umgang mit minimalen negativen Auswirkungen ermöglicht. Zu Beginn scheitern die Pilotinnen und Piloten meistens, was als Hinweis für eine zielfördernde Übung gesehen werden kann. Sie wissen nach ihren Fehlversuchen, welche Strategien nicht zum Erreichen ihres Ziels führen, wie etwas nicht funktionierte und welche Konzepte oder Theorien falsch waren. Sie haben, um mit Fritz Oser zu sprechen, *negatives Wissen* aufgebaut [20]. In der Instrumentalpädagogik könnte diese Herangehensweise ebenso nützlich sein. Betrachten wir dazu folgendes Beispiel von Frau W., einer Geigerin, nach einem Probespiel:

> „Das Probespiel habe ich nicht geschafft. Ich habe mich dauernd verspielt. Aber nur, weil der Korrepetitor zu schnell gespielt hat, ich kurz vorher eine verfeindete Kollegin getroffen habe und die Kommission außerdem durch laute Geräusche gestört hat!" [10, S. 163]

Bei Frau W. war vermutlich der *„Rumpelstilzchen-Effekt"* aufgetreten [10, S. 161, 173]. Hierbei wird der günstigste Verlauf einer Performance angenommen, unrealistisch geplant, und vor allem werden keine Störungen einkalkuliert. Durch ein spezifisches Risikomanagement hätte Frau W. möglicherweise die Chance erhöht, flexibler auf die genannten unvorbereiteten Momente zu reagieren und das *Identifizieren, Analysieren, Antizipieren und Simulieren* von potenziellen Gefahren hätte gleichzeitig Auftrittsangst genommen [9, 13]. Hier eine Reihe von Vorschlägen für ein kreatives und exploratives Risikomanagement im Musizieren:

- Blind üben,
- nach dem Joggen mit schnellem Puls spielen,
- verschiedene Positionen beim Spielen einnehmen (im Stehen, Gehen, Liegen, soweit möglich)

- in ungewöhnlicher Akustik spielen.

Der Kreativität, wie eine risikobewusste Vorbereitung im Instrumentalspiel oder Gesang aussehen kann, sind keine Grenzen gesetzt.

Fehlermanagement-Training

Wenn ein Fehler auftritt, der außerhalb der Erfahrung und Erwartungen der Interpretin oder des Interpreten liegt, wissen Musikerinnen und Musiker oft nicht, wie sie reagieren sollen. Ein spezifisches *Fehlermanagement-Training* wurde in den Bereichen des Software-Designs und Computertrainings entwickelt [3]. Teilnehmerinnen und Teilnehmer erhielten von Anfang an herausfordernde Aufgaben, um Fehler zu provozieren – als wichtige Informationsquelle während des Trainingsprozesses. Motivierende Instruktionen waren dabei etwa:

- Je mehr Fehler du machst, desto mehr lernst du!

- Du hast einen Fehler gemacht? Großartig! Weil du jetzt etwas Neues lernen kannst!

- Es gibt immer einen Weg aus einer Fehlersituation!

- Jeder macht Fehler, deshalb: Ärgere dich nicht darüber, du wirst aus ihnen lernen!

Dieses Fehlermanagement-Training geht in Richtung einer Fehlerermutigungsdidaktik wie sie weiter oben beschrieben wurde und erweitert die Möglichkeiten, mit Fehlern umzugehen. Die Integration eines systematischen Fehlermanagement-Trainings in die bewusste Praxis kann eine nützliche, ergänzende Strategie zur Vermeidung von Fehlern sein. Der Fehler liegt dann im erwarteten Bereich der Möglichkeiten und eine erweiterte Anzahl von Lösungen ermöglicht es Musikerinnen und Musikern, Fehler schneller und einfacher zu korrigieren.

Reflexionstool Performers Loop

Ein weiteres, fehlerbegünstigendes Phänomen im Instrumentalspiel ist der sogenannte „*Tausendfüßler-Effekt*" [13, S. 114]. Dabei geht es darum, dass bei hohem emotionalem Druck während eines Auftritts plötzliche Aufmerksamkeit für ein Detail den Bewegungsablauf stört.

Die Aufmerksamkeit wird eingeschränkt, man ist auf den vergangenen Fehler fixiert und es passieren Anschlussfehler, wie bei Frau K. in folgendem Beispiel:

> „Nachdem ich einen Fehler gemacht hatte, wurde ich nervös und verlor meine Konzentration auf das, was ich eigentlich zeigen wollte. Ich begann, mich zurückzuhalten, anzustrengen, gegen meine Nervosität anzukämpfen, Kontrolle zu gewinnen und beging im Zuge dessen noch mehr Fehler. Nach der Aufführung – egal, wie gut sie insgesamt ankam – fühlte ich mich frustriert und dachte nur noch an meine Fehler." [10, S. 163]

Diese zuletzt beschriebene Tätigkeit – die beharrlich selbstfokussierende gedankliche Verarbeitung von Fehlern – bezeichnet man in der Psychologie als *Ruminieren* [10, S. 166]. Um dieses „Widerkäuen von Fehlern" zu vermeiden, kann das Reflexionstool *Performers Loop* hilfreich sein [19]. Die Zirkularität von Planung, Vorbereitung, Performance, Bewertung, Lernen, neuer Planung usw. geben eine Struktur zur Selbstregulation. Im ersten Schritt werden die emotionalen Reaktionen schriftlich aufgeschrieben. Im zweiten Schritt folgt die Beschreibung, was sich faktisch ereignet hat. Im dritten Schritt wird erneut geplant. Die unterschiedlichen Phasen von Lernen und Leistung werden hierdurch transparenter.

Differenzielles Lernen

Lernen, mit Fehlern umzugehen, heißt auch, nicht zu viel Fokus auf die Vermeidung von Fehlern zu legen. Wenn wir uns nur darauf konzentrieren, die genaueste Interpretation einer Partitur zu erzielen, anstatt Klänge, Farben und Bewegungen in Spielräumen zu untersuchen, kann eine Aufführung ihren individuellen Ausdruck verlieren. Ein übertriebener Fokus auf die Vermeidung von Fehlern kann zum *Richtig-Falsch-Syndrom* führen [15].

Hier könnte der Übeansatz des *Differenziellen Lernens* [27] helfen, der sich an Bewegungstheorien und die Sportdidaktik anlehnt. Dabei geht es darum, nicht Bewegungen durch automatisierte Wiederholungen einzuschleifen (*Lineares Lernen*), sondern Lösungsräume zu erkunden und an Unterschieden zu lernen. Dieser Erkundungsprozess erwirkt

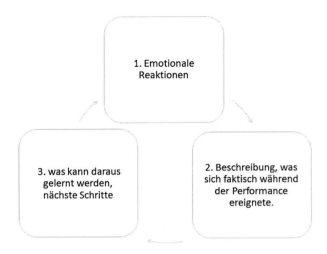

Abb. 2: Performers Loop [19]

einen tieferen Lernprozess, weil das systemdynamische System des
Menschen die fehlerhaften Differenzen durch ein „Sich-Orientieren"
und „Sich-Zurechtschütteln" ausgleicht [ebd., S. 9].

Fazit und Zusammenfassung

Für eine exzellente Aufführung ist es erforderlich, dass Musikerinnen
und Musiker Auftrittssituationen zielgerichtet vorbereiten. Aber:

> „Sicherheit heißt nicht Abwesenheit von Fehlern, sondern
> die Fähigkeit, mit Risiken und Gefahren umgehen zu
> können." [22]

Erst Risikofreude, Fehlertoleranz und die Möglichkeit zum Scheitern
können das Potenzial für Innovationen hervorbringen. Wenn Risiken
bewusst, angemessen und systematisch eingegangen werden, entsteht
eine dynamische Mischung aus *Scheitern und Innovation* [14], die die
Chancen auf (künstlerischen) Erfolg erhöhen können.

Die Situation nach den gescheiterten Vorspielen von Frau W. und
Frau K. könnte ein neuer Anfang sein. Eine aktive Auseinandersetzung mit der Erfahrung könnte einen psychischen Prozess in Gang
setzen, der am Ende mehr bringt, als durch das „Scheitern" verloren
wurde. *Scheitern kann ein Anfang sein,* um notwendige Korrekturen
vorzunehmen. Mit den Worten von Henry Ford:

> „Failure is simply the opportunity to begin again, this
> time more intelligently."

Abschließend sind hier Ansätze für die Instrumentalpädagogik zusammengefasst, die einen konstruktiven Umgang mit Fehlern fördern
und einen Beitrag zu einer gelingenden Performance liefern können:

**Fehlerfreundliche bzw. fehlerermutigende Lern- und Lehr-
umgebung:** Ein fehlerfreundliches bzw. fehlerermutigendes Lernen und Lehren in Verbindung mit einem dynamischen Selbstbild
ermöglicht Resilienz im Umgang mit Fehlern und dem Scheitern.

**Ausnutzung der pädagogischen Spielräume durch verschie-
dene Rollen:** Im adäquaten Ausnutzen pädagogischer Spielräume
können wir das Lernen an den jeweiligen Bedürfnissen der Lernenden ausrichten. Dies kommt auch dem Umgang mit Fehlern zugute.

**Internalisierung von Fehlermanagement durch Risikomana-
gement und Fehlermanagement-Training:** Gezieltes Risikomanagement und Fehlermanagement-Training können ein gutes Fehlermanagement in der Performance ermöglichen.

Förderung der selbstregulativen Fähigkeiten: Reflexive Prak-
tiken (wie das Performers Loop) unterstützen metakognitive Fähigkeiten und die Selbstregulation. Wer die eigenen Fehler erkennen und
korrigieren sowie als Lerngelegenheiten interpretieren kann, hat ein
hohes Maß an Selbständigkeit, Unabhängigkeit und innerer Sicherheit.

**Spielräume beim Üben erweitern (z.B. Differenzielles Ler-
nen):** Spielräume beim Üben sollten durch ein exploratives Üben
(wie beispielsweise das Differenzielle Lernen) ermöglicht werden, um
die Dichotomie von Richtig und Falsch aufzulösen.

Literaturangaben

[1]   Dweck CS (2006) Mindset. The new psychology of success. Random House, New York

[2]   Flossmann S, Goebl W, Widmer G (2011) The Magaloff Corpus. An empirical error study. In: Demorest SM, Morrison SJ, Campbell PS (Hrsg) Proceedings of the 11th ICMPC. ICMPC, Seattle, Washington, USA, 469-73

[3]   Frese M (1991) Fehlermanagement. Konzeptionelle Überlegungen. In: Frese M, Zapf D (Hrsg) Fehler bei der Arbeit mit dem Computer. Ergebnisse von Beobachtungen und Befragungen im Bürobereich. Huber, Bern, 139-50

[4]   Freud S (1901) Zur Psychopathologie des Alltagslebens (Vergessen, Versprechen, Vergreifen) nebst Bemerkungen über eine Wurzel des Aberglaubens. European Neurology 10(1):1-16

[5]   Gewiese A, Wuttke E, Kästner R, Seifried J, Türling J (2011) Professionelle Fehlerkompetenz von Lehrkräften. Wissen über Schülerfehler und deren Ursachen. In: Faßhauer U, Aff J, Fürstenau B, Wuttke E (Hrsg) Lehr-Lernforschung und Professionalisierung. Perspektiven der Berufsbildungsforschung. Barbara Budrich, Opladen, 161-72

[6]   Herrojo Ruiz M, Jabusch HC, Altenmüller E (2009) Detecting wrong notes in advance. Neuronal Correlates of Error-Monitoring in Pianists. Cerebral Cortex 19(11): 2625-39

[7]   Hughes M (2009) Fehler aus der Sicht eines Hochschulprofessors und Konzertpianisten. In: Wagner K, Voigt A (Hrsg) Notations 1985-2015. EPTA 2015, 89-99

[8]   Jacoby H (1983) Jenseits von Begabt und Unbegabt. Zweckmäßige Fragestellung und zweckmäßiges Verhalten. Schlüssel für die Entfaltung des Menschen. Sophie Ludwig (Hrsg), Christians Verlag, Hamburg

[9]   Koglbauer IV (2009) Multidimensional approach of threat and error management training for VFR pilots. Evaluation of

anticipative training effects during simulated and real flight. Dissertation, Karl-Franzens-Universität Graz

[10] Kruse-Weber S (2012) Exzellenz durch Umgang mit Fehlern. Kreative Potenziale beim Musizieren und Unterrichten. Schott, Mainz

[11] Kruse-Weber S, Parncutt R (2014) Error management for musicians. An interdisciplinary conceptual framework. Frontiers in Psychology 5:777

[12] Kruse-Weber S (2015) Zusammenspiel von Polaritäten in der Instrumentalpädagogik. In: Kruse-Weber S, Borovnjak B (Hrsg) Gesund und motiviert musizieren. Ein Leben lang. Musikergesundheit zwischen Traum und Wirklichkeit. Schott, Mainz, 179-217

[13] Kruse-Weber S, Borovnjak B, Marin C (2015) Umgang mit Fehlern. Konstruktiv(istisch)e Einstellungen und Strategien für Musiker/innen und Instrumentallehrkräfte. In: Deutsche Gesellschaft für Musikphysiologie und Musikermedizin 22(3):106-17

[14] Maher A (2012) Where failure breeds success. And differences in cultural mindsets. In: Kruse-Weber S (Hrsg) Exzellenz durch Umgang mit Fehlern. Kreative Potenziale beim Musizieren und Unterrichten. Schott, Mainz, 201-8

[15] Mantel G (2003) Einfach Üben. 185 unübliche Überezepte für Instrumentalisten. Schott, Mainz

[16] Möller H (2004) Musikeralltag. Lampenfieber und Aufführungsangst. Formen, Ursachen und praktische Hinweise. In: European Piano Teachers Association (Hrsg) Dokumentation 2003/2004. Der Lehrer im Mittelpunkt. Beiträge des Kongresses in Aachen 2003 und des Seminars in Leipzig 2004. Staccato, Düsseldorf

[17] Möller H, Samsel W (2015) Die Last des Perfektionismus. Wie das Streben nach Perfektionismus zum Scheitern führen kann. Musikphysiologie und Musikermedizin 22(3):93-9

[18] Repp BH (1996) The art of inaccuracy. Why pianists' errors are difficult to hear. Music perception 14(2):161-84

[19] Schenck R (2020) NAIP Bank of Ressources. Approaches and practical examples. Exercising Reflective Practice. Abgerufen unter http://www.musicmaster.eu/exercising-reflective-prac tice [17.4.2020]

[20] Spychiger M, Oser F (2005) Lernen ist schmerzhaft. Zur Theorie des Negativen Wissens und zur Praxis der Fehlerkultur. Beltz, Weinheim

[21] Strümpell L, Spitzner A (1892) Die pädagogische Pathologie oder die Lehre von den Fehlern der Kinder. Versuch einer Grundlegung für gebildete Eltern, Studierende der Pädagogik, Lehrer, sowie für Schulbehörden und Kinderärzte. Ungleich, Leipzig

[22] Thomeczek C (2007) Operation Luftfahrt – Risikomanagement wie im Cockpit kann Fehlerraten senken? Präsentation bei 23. Seminarveranstaltung der leitenden urologischen Krankenhausärzte in Freiburg/Breisgau. Abgerufen unter http://www.urologenportal.de/freiburg2007/ vortrag_thomeczek.pdf [17.4.2020]

[23] Von Foerster H, Pörksen B (2008) Wahrheit ist die Erfindung eines Lügners. Gespräche für Skeptiker. Carl Auer, Heidelberg

[24] Wehner T (1991) Sicherheit als Fehlerfreundlichkeit. Arbeits- und sozialpsychologische Befunde für eine kritische Technikbewertung. Springer VS, Wiesbaden

[25] Weimer H (1925) Psychologie der Fehler. Julius Klinghart, Leipzig

[26] Weingardt M (2004) Fehler zeichnen uns aus. Transdisziplinäre Grundlagen zur Theorie und Produktivität des Fehlers in Schule und Arbeitswelt. Julius Klinghart, Leipzig

[**27**]   Widmaier M (2016) Zur Systemdynamik des Übens. Differenzielles Lernen am Klavier. Schott, Mainz

Kritikkultur und Fehlermanagement in der Medizin:
Wie wir einen angemessenen Umgang mit der Fehleranfälligkeit menschlichen Handelns entwickeln können

Walter Schlittenhardt

Im folgenden Beitrag möchte ich Ihnen aus meiner persönlichen Praxis berichten, wie die Medizin sich aktuell bemüht, mit Fehlern angemessen umzugehen.

Früher war alles viel einfacher. Als junge Ärzte hörten wir von unseren Chefs oft Sätze wie: „Die Anästhesie ist ein gefährliches Fach, da müsst Ihr einfach verdammt gut aufpassen!" Vielleicht auch noch: „Hier geht es um Menschenleben, da muss man sich halt zusammenreißen!" Damit war das Thema Patientensicherheit abgehakt, vollzogen, erledigt. Fehler waren persönliches Versagen und zeigten, dass einer für den Arztberuf eher ungeeignet war.

Naturwissenschaftlich gebildete Menschen sollten es besser wissen. Die Natur kennt kein „Null-Fehler-Prinzip". In der Tat können Menschen von Natur aus nicht hundertprozentig fehlerfrei arbeiten. Und auch vermeidbare Fehler sind manchmal unvermeidbar. Aber die Natur hilft uns an anderer Stelle: Menschen können sehr gut lernen.

Wie können wir lernen, trotz unserer fehlergeneigten Anlagen sicher zu handeln?

Wenn schon Fehler nicht immer vermeidbar sind, müssen wir wenigstens die Folgen minimieren und aus den Fehlern lernen. Unter „Fehlerkultur" verstehen wir den angemessenen und motivationserhaltenden Umgang mit dieser natürlichen Veranlagung des Menschen. Der Begriff ist aber in der Medizin nicht flächendeckend akzeptiert. „Soll ich etwa meinen Patienten erklären, wir sind hier eine Klinik, die Fehler kultiviert?", haben mich schon Kollegen gefragt. Man

spricht lieber von „Sicherheitskultur", um eine weniger angstmachen-
de, stattdessen optimistische Sprache zu verwenden. Sicherheitskultur bedeutet, die Sicherheit der Patienten ist das oberste Ziel eines
Krankenhauses.

Fehler passieren nicht nur Unerfahrenen

Und sie werden kaum je vorsätzlich gemacht, sondern meist ist der
betreffende Mitarbeiter in der akuten Situation überfordert. „Der typische Zwischenfall passiert einem hochmotivierten Mitarbeiter mit
20 Jahren Berufserfahrung an einem Freitag im Jänner, April oder
August." berichtet Dr. Leopold Marzi, der Hausjurist des Allgemeinen Krankenhauses der Stadt Wien (persönliche Mitteilung).

Auch und vielleicht sogar gerade dann, wenn wir unbedingt alles richtig machen wollen, können wir uns irren. Ein verbreiteter Irrtum, dem
vor allem Vorgesetzte manchmal erliegen, ist zu glauben, fehlende
Motivation sei schuld an den Fehlern unserer Mitarbeiter (natürlich
nicht an den eigenen). Sollten wir nach dieser Vorstellung den Druck
von außen erhöhen, falls unsere Kollegen zu oft falsch handeln? Ich
kenne nur einen kleinen Anteil von Fehlern, die auf Nachlässigkeit
beruhen. Menschen, die sich entschließen in der Akutmedizin zu arbeiten, nehmen ihre Verantwortung allermeist ernst. Wer versucht,
die vorhandene Motivation durch Maßnahmen von außen zu erhöhen,
erzeugt eher Stress als Sicherheit. Ein Beispiel: Stellen Sie sich vor,
sie müssten auf einem Brett über einen kleinen Bach balancieren,
wenn Sie daneben treten, gibt's nasse Füße ... Wenn das Brett nicht
zu schmal ist, sollte das jedem einigermaßen gelingen. *Einigermaßen*
genügt uns aber nicht. Jeder soll *mit absoluter Sicherheit* darüber
gehen. Also müssen wir die Motivation erhöhen (?).Wenn sich unter
dem Brett statt des nahen Baches ein tiefer Abgrund auftut, sollte das unsere Motivation, nicht daneben zu treten, massiv erhöhen.
Wird jetzt das Balancieren plötzlich viel einfacher? Wir sehen: *Hoher
Erfolgsdruck erhöht das Fehlerrisiko.*

Aber selbst in anspruchsvollen Arbeitsbereichen wie der Operativen
Medizin führt ein Fehler meist noch nicht zu einer Katastrophe. Nicht
nur, weil der Mensch recht robust gebaut ist und auch Behandlungsfehler oft unglaublich gut „wegstecken" kann. Bis zur Katastrophe

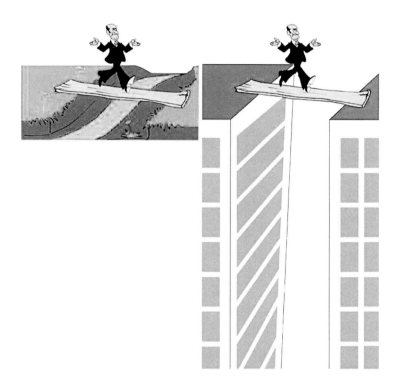

Abb. 1: Alles nur eine Frage der Motivation?

braucht es meist mehr. Erst das Produkt aus fehlerhaftem Handeln und einer Fehler nicht verzeihenden Infrastruktur führt zum Schaden. So wie es eben einen erheblichen Unterschied machen kann, ob man einen Blumentopf versehentlich von der Fensterbank im Erdgeschoss schubst oder vom zweiten Stock auf einen darunterliegenden Gehweg.

Viel zu oft fokussieren wir dann auf den Menschen als Täter. Dabei wäre die Infrastruktur oft viel einfacher zu ändern: Blumentöpfe entfernen, ein Geländer anbringen, Oma Müller ins Erdgeschoss umziehen lassen ...

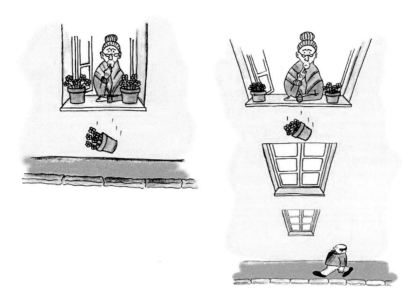

Abb. 2: Eine Katastrophe ist das Produkt aus Fehler und Infrastruktur.

Selbstverständlich sollten wir nicht leichtfertig Fehler begehen. Das ist eine Seite der Medaille, die zweite ist, dass wir noch stärker an der Infrastruktur arbeiten müssen. Das hilft schneller und nachhaltiger. Mit Infrastruktur meine ich auch die Menschen, mit denen wir zusammenarbeiten. Kliniken, insbesondere OPs und Intensivstationen sind Hochrisikobereiche, oder sagen wir es positiv: High Reliability Organisations.

In einem guten Team schätzt man sich gegenseitig. Das motiviert, aufeinander aufzupassen. „Wenn ich den Max nicht decke, dann bricht sich der Max die Knochen." So definierte schon 1984 Lee Iacocca, amerikanischer Topmanager, Teamgeist. Auch in der Klinik wollen wir im Sinne der Patientensicherheit ein Auge darauf haben, was unsere Partner tun. Beispiel: Wir Anästhesisten sehen bei der Voruntersuchung, dass bei einem Patienten die Blutgerinnung gestört ist. Sollten wir dann etwa sagen: „Der wird ja nicht wegen der Narkose bluten, sondern wegen der Operation, also müssen sich die Chirurgen kümmern und uns geht das gar nichts an ..." Wenn ich Kollegen empfehle, in solchen Fällen unbedingt das offene Gespräch zu suchen, kommt manchmal als Antwort: „Ich glaube, meine Operateure wären verärgert, wenn ich mich in ihre Angelegenheiten einmische."

Sollte man dann lieber diplomatisch vorgehen?

Am 29.12.1975 ist kurz vor Mitternacht Flug Eastern 401 im Endanflug auf Miami, als die Piloten bemerken, dass die Kontrolllampe für das Bugfahrwerk nicht aufleuchtet. Die Piloten brechen den Anflug ab, der Tower weist eine Warteschleife in 2000 ft zu. Kapitän und Bordingenieur sehen nach dem Bugrad, der Co-Pilot schraubt die Anzeige auf – es könnte ja auch am Lämpchen liegen. Der Autopilot steuert das Flugzeug. Versehentlich wird die Höhenhaltung am Autopiloten deaktiviert. Unbemerkt von den Piloten geht das Flugzeug in stockfinsterer Nacht in einen flachen Sinkflug über. Aber da passt noch jemand auf: Der Radarlotse entdeckt, dass Flug 401 die zugewiesene Höhe verlassen hat. Er will die Piloten warnen. Da fällt ihm ein, dass er vor kurzem schon einmal einen Piloten auf die falsche Höhe hingewiesen hat und der Flugkapitän dann sehr verärgert war. Ärgern will er die Piloten von Eastern ja nicht, also beschließt er, sich diplomatisch auszudrücken. „Eastern 401, how are things coming along out there?" Das ist natürlich sehr diplomatisch, wenn man eigentlich sagen will: Ihr fliegt gleich ungebremst in die Everglades. (NTSB Report Nr. AAR-73-14). Das Flugzeug ist dann tatsächlich in den Everglades aufgeschlagen. Da der Winkel flach war und die Geschwindigkeit niedrig, überlebten von 173 Insassen 75. Das Bugfahrwerk stellte sich bei der Untersuchung der Wrackteile als völlig in Ordnung heraus.

In der nachfolgenden Gerichtsverhandlung vergleicht der Richter die Situation des Radarlotsen mit der einer Krankenschwester, die sieht, dass der Arzt gerade ein falsches Medikament spritzt und die sich überlegt, ob sie es wagen kann, den Arzt darauf aufmerksam zu machen. Diese Hemmung, Klartext zu sprechen, wenn es *notwendig* ist, die Not also wenden könnte, habe ich anfangs auch bei meinem Team bemerkt. Man widerspricht seinem Chef nicht gern, schon gar nicht, wenn man sich vielleicht nicht sicher ist. Um es leichter zu machen, habe ich mit meinen Mitarbeitern ein Schlüsselwort vereinbart: „ECHT?" Wenn ich also etwas anordne und der Kollege sagt „ECHT?", verstehe ich sofort, hier gibt es Gesprächsbedarf. So können auch neue und unerfahrene Teammitglieder Bedenken anmelden, ohne befürchten zu müssen, dass ihre unguten Gefühle als lächerlich hingestellt werden. Erfolgreich sind Teams, die Unsicherheiten verbalisieren.

Wir müssen offen über Fehler sprechen

Will man diesen Bias, dass man lieber Erfolge meldet als Fehler, vermeiden, hilft für den Anfang – sozusagen um sich an das offene Sprechen über Fehler heranzutasten – ein System der anonymen Fehlermeldung. Solche CIRS (Critical Incident Reporting Systems) wurden in den letzten Jahren in vielen Kliniken etabliert. In meiner Klinik schon 2008. Der Geschäftsführer und ich gaben jedem Mitarbeiter einen Brief an die Hand, in dem wir versicherten, dass es uns keinesfalls um das Ausspionieren oder um die Suche nach Schuldigen geht, sondern einzig um das Erkennen und Beseitigen von Schwachstellen in unseren Abläufen. Meldungen können anonym von jedem Mitarbeiter der Klinik an jedem PC abgegeben werden, ohne dass man sich einloggen muss. Ebenso können Lösungsvorschläge anonym oder mit Namen eingegeben werden. Das System wurde gut angenommen, wir konnten schnell über eine Reihe von Verbesserungen berichten – wichtig für die Motivation. Im Lauf der Jahre wurden zunehmend nicht nur Incidents, Fälle die gerade noch einmal gut gegangen waren, sondern auch Fälle mit tatsächlichen Schäden berichtet.

Wir hielten das für eine gute Entwicklung, weil sie zeigt, dass das Vertrauen wächst und die Abteilungen beginnen, aus *allen* Fehlern zu lernen. Aber einen (eingeschränkten) gesetzlichen Schutz dieser Daten gibt es in Deutschland erst seit dem Patientenrechtegesetz von 2013. Und ob der zuverlässig funktioniert, wissen wir noch nicht.

Wie leicht man mit einer neuen, sehr sinnvollen Aktivität, die aber noch nicht im Bewusstsein der Öffentlichkeit verankert ist, ins Skandale-Raster der Presse fallen kann, zeigte die Stuttgarter Zeitung. Ihr wurden Protokolle aus unserem CIRS zugespielt. Das kam wie gerufen für eine Serie über Skandale in den Kliniken. „Gefährliche Unaufmerksamkeiten" titelte das Blatt am 28.09.2012. Auch nach unserer Pressekonferenz am selben Tag kartete die Zeitung noch zweimal nach. Erst ein Leserbrief – „Oh Heimatland" – von Günther Jonitz, dem Präsidenten der Berliner Ärztekammer, beendete das Treiben. Immerhin hat die Stuttgarter Zeitung den Brief abgedruckt. In einer Betriebsversammlung sprach sich eine große Mehrheit dafür aus, das CIRS weiter zu betreiben. Der Staatsanwalt, inzwischen auch auf der Bühne, hat sehr schnell verstanden, welche Hilfe in der Fehlerbewältigung unser System bietet und hat unsere Daten schon so behandelt, wie es ein Jahr später auch gesetzlich geregelt wurde. Wir durften erleben, dass Juristen nicht nur nach Regeln fragen, sondern auch nach übergeordneten Zielen – das hätten wir gar nicht erwartet.

Darf man Verantwortung allein am Einhalten von Regeln festmachen?

Werden Standards zu sehr betont, sehen sich Mitarbeiter in „Nicht-Standard-Situationen" vor dem Konflikt, entweder vorgegebene Standards einzuhalten und dabei (vielleicht rettende) Lösungsmöglichkeiten zu verwerfen oder abweichend von Standards zu handeln und damit Sanktionen zu riskieren. Es muss, so der schwedische Psychologe Sydney Dekker [4], Menschen geben, die in kritischen Situationen Verantwortung übernehmen, auch wenn der Ausgang unsicher ist. Wir müssen ihnen in kritischen Situationen Freiräume und Rückendeckung geben. Als am 15.01.2009 Chesley Sullenberger einen A320 mit ausgefallenen Triebwerken im Hudson landete und damit allen Insassen das Leben rettete, war der Tenor der Luftfahrtbehörden vieler Länder zunächst: Er hat sich über alle Vorschriften hinweg gesetzt. Und das stimmt natürlich. Es ist nicht zulässig, ein Flugzeug im Hudson zu landen. Zumal der Pilot noch nicht einmal eine Wasserflugzeuglizenz hatte. In diesem Fall war die Presse hilfreich. Bevor man ihn angreifen konnte, hatte die Presse Sullenberger schon zum Helden erklärt.

Wenn ein vorhersehbar äußerst kritisches Verfahren schief gehen sollte, muss es natürlich einen Schadensersatz für die Geschädigten geben. Aber eine Strafverfolgung der Verantwortlichen macht in solchen Fällen keinen Sinn. Die juristische Aufarbeitung von Fehlern führt nicht unbedingt zu einer Verbesserung der Versorgungsqualität in sicherheitskritischen Arbeitsbereichen, weil es vor Gericht nicht um Entwicklungspotenziale geht, sondern um Schuld. Dass die Verbesserung der Infrastruktur nachhaltiger wirkt als die Strafverfolgung, zeigt zum Beispiel die Tatsache, dass es früher immer wieder passierte, dass Anästhesisten vergessen hatten, neben ihren Narkosegasen auch die Sauerstoffzufuhr aufzudrehen. Das führte zu Todesfällen bei den betroffenen Patienten und zu langjährigen Gefängnisstrafen bei den Anästhesisten. Mit der flächendeckenden routinemäßigen Messung der Sauerstoffsättigung am Patienten und einer technischen Lachgassperre, solange kein Sauerstoff läuft, konnte dieses Problem vollständig beseitigt werden. „Designing systems that make it hard to do the wrong things and easy to do the right things", wie James Reason fordert.

Wenn es trotz aller Vorsicht zu einem Schaden gekommen ist, müssen wir zuallererst für eine optimale Weiterbehandlung sorgen. Viele Folgen lassen sich beseitigen oder zumindest bessern. Bleibt ein Schaden oder kommt es gar zum Tod eines Patienten, sind zwei typische Fehlerfolgen zu überwinden. Sie werden mit "second hurt" und "second victim" beschrieben.

2008 fiel mir ein Buch in die Hände. Stefanie Bachstein: „Du hättest leben können." [2] Darin beschreibt eine Mutter, wie sie mit dem Tod ihrer siebenjährigen Tochter umgeht, die nicht durch den Unfall, sondern durch die falsche Behandlung der Notärztin verstorben war. Sie beschreibt, mit welcher Härte sie die Lügen über den tatsächlichen Hergang treffen. Wir luden die Autorin, zusammen mit dem Chefredakteur unserer örtlichen Zeitung zu einer öffentlichen Podiumsdiskussion in unsere Klinik nach Geislingen ein. Der Hörsaal war noch nie so voll, die Menschen standen bis zur Gebäudetür. Vielen hat diese Veranstaltung gezeigt, wie man mit Behandlungsfehlern keinesfalls umgehen darf. „Ohne meinen Anwalt sage ich gar nichts" galt bis dahin als Standard, um die eigene Position in juristischen Auseinandersetzungen nicht zu schwächen. Auch unsere Haftpflichtversicherer haben das vor zwölf Jahren noch von uns erwartet. Mit dieser und ähnlichen Diskussionen wurde klar, so geht es gar nicht. Nur Offenheit aller Beteiligten hilft beim Überwinden solcher Schicksalsschläge. Die Zeitung schrieb über uns: „Hut ab!" Auch bei den Versicherern bahnt sich ein Wandel an. Das offene, wahrheitsgemäße Gespräch wird endlich als Teil der Schadensbegrenzung akzeptiert.

Bereits 2006 veröffentlichten die Harvard-Kliniken ein Konsenspapier zum Umgang mit Behandlungsschäden: "When things go wrong" [5]. Wenig später gab es beim Schweizer Aktionsbündnis Patientensicherheit ebenfalls eine Broschüre dazu. „Nach unserer Auffassung muss Recht den humanen Bedürfnissen folgen und nicht umgekehrt.", schreibt dessen Präsident, Dieter Conen, im Vorwort. Eine ähnliche, sehr lesenswerte Broschüre ist inzwischen auch auf der Seite des deutschen Aktionsbündnisses Patientensicherheit verfügbar [1].

Den Opfern von Behandlungsfehlern zu ihrem Recht zu verhelfen, hilft auch uns Behandlern

Ärzte, die an einem fatalen Behandlungsfehler beteiligt waren, leiden auch. Viele geben nach tödlichen Fehlern die ärztliche Tätigkeit am Patienten auf. Dabei brauchen wir auch diese Mitarbeiter – es sind ja auch oft die hochmotivierten und erfahrenen (s. oben). Wir müssen ein Interesse daran haben, dass Patient und Arzt nach einer Komplikation nicht zu Gegnern werden. Beide haben das gleiche Bedürfnis, den Schaden soweit wie möglich wieder gut zu machen. Kommt es zu keiner guten Kommunikation nach einem Ereignis, leidet der Patient unter dem zweiten Schlag und der Arzt wird selbst zum zweiten Opfer. Das kann in den Teufelskreis führen, dass der betroffene Arzt depressiv wird, seine Empathie verliert, schlechter arbeitet und damit sein persönliches Fehlrisiko weiter erhöht.

Was hilft? Morbiditäts- und Mortalitätskonferenzen können die Belastung reduzieren. Wichtig ist dabei eine deutlich herausgestellte wohlwollende Haltung („hätte mir auch passieren können"). Muss der betroffene Kollege den Verlauf selbst vorstellen, kann das als erniedrigende Situation empfunden werden. Oft ist es besser, ein befreundeter Kollege macht das.

CIRS kann helfen, aber das Wichtigste sind persönliche Gespräche in einer vertrauensvollen Grundhaltung. Wie schafft man eine solche Atmosphäre des Vertrauens? Und ist Kontrolle nicht besser? Vertrauen und Kontrolle sind keine Gegensätze, sondern abhängige Variablen.

Blindes Vertrauen ohne jede Kontrolle kann an Dummheit grenzen. Um vertrauen zu können, brauchen wir auch Zeichen der Zuverlässigkeit. Würden Sie ein kleines Stück Papier, einen Geldschein mit der Aufschrift „50 Euro", gegen eine Erdbeertorte tauschen? Na klar, die Echtheit des Geldes lässt sich kontrollieren. Silberstreifen, Wasserzeichen und Hologramm beweisen sie. Aber ob uns der Bäcker dafür eine Torte gibt, hängt letztlich nur davon ab, ob der darauf vertraut, dass dieses Papier wirklich einen Wert darstellt. Vertrauen ist nicht nur Intuition, es braucht auch rationale Gründe. Vertrauen braucht Routinen, gute Erfahrungen, Nachvollziehbarkeit. Kontrolle kann helfen, Vertrauen aufzubauen. Aber wenn sie überzogen von außen kommt, als Misstrauen empfunden wird, kann sie auch alles zerstören. Spürbares Vertrauen trägt erheblich dazu bei, dass Menschen Verantwortung übernehmen.

Interessant dazu ist eine alte Allensbacher Umfrage von 1999: Ein Kollege und Sie arbeiten, jeder für sich, an einem Auftrag, der am nächsten Morgen fertig sein soll. Als Sie abends mit ihrem Teil fertig sind, bemerken Sie, dass der Kollege nicht fertig, aber bereits nach Hause gegangen ist. Sollten Sie dessen Arbeit fertig machen, damit der Auftrag zeitgerecht abgearbeitet ist, oder müssen Sie das nicht tun? 69% derer, die hohe Freiheiten in ihrem Job haben und 28% derer, die geringe Freiheiten haben, bleiben da!

Wer Vertrauen spürt, übernimmt Verantwortung

Aber Vertrauen muss gepflegt werden und jederzeit erkennbar sein. Eine misstrauische Grundhaltung – so empfinden viele Mediziner die heutige Kontrollsucht von MDK, Kassen und Gesundheitspolitik – ist nicht nur teuer, sondern auch motivationsbedrohend. Das bedeutet, zumindest *wir* – als Verantwortliche, als Teamplayer – sollten bereit sein, auf eine *abwertende* Kontrolle zu verzichten, weil wir erwarten, dass unsere Mitarbeiter kompetent, integer und wohlwollend sind. Diese Erwartung beruht auf Gegenseitigkeit. Man muss sich als würdig erweisen.

Aber eine grundsätzliche Schwäche hat diese Einstellung: Wir machen uns verletzbar. Vertrauen könnte auch enttäuscht werden. Im Englischen gibt es für diese hoffnungsvolle Haltung den schönen Begriff

„Leap of Faith". Mir fällt dabei sofort die Situation eines Brandes ein. Die Bewohner stehen weit oben auf ihren Balkonen, die Feuerwehr hat sich zu einer Sprungtuchformation aufgestellt. Die Männer halten das Tuch gespannt. Jeder spürt, dass es genau auf ihn ankommt. Natürlich würde jetzt keiner wegen einer Frühstückspause weglaufen. Die vom Feuer Eingeschlossenen springen mit dem Mut der Verzweiflung. Eine vernünftige Alternative gibt es nicht. Wenn hinter einem die Hütte brennt, hilft nur Vertrauen.

Wenn wir uns grämen, dass wir durch Vertrauen auch verletzlich werden, müssen wir uns nur einen Augenblick in die Situation unserer schwerkranken Patienten versetzen. Wer sich von der modernen Medizin helfen lassen will, braucht Vertrauen. Dabei können Patienten unsere Kompetenz und Zuverlässigkeit kaum kontrollieren. Zeigen wir, dass wir unsere Verantwortung ernst nehmen, wann und wo auch immer es geht.

Literaturangaben

[1] Aktionsbündnis Patientensicherheit e.V. (2017) Reden ist Gold. Kommunikation nach einem Zwischenfall. https:// www.aps-ev.de/wp-content/uploads/2016/08/APS_Reden_i st_Gold_2017.pdf

[2] Bachstein S (2001) Du hättest leben können. Bastei Lübbe, Köln

[3] Badke-Schaub P, Hofinger G et al. (2011) Human Factors: Psychologie sicheren Handelns in Risikobranchen. Springer, Berlin, Heidelberg

[4] Dekker S (2016) Just Culture. CRC Press, Boca Raton, Florida

[5] Powell SK (2006) When things go wrong: responding to adverse events: a consensus statement of the Harvard hospitals. Lippincotts Case Management 11(4):193-4. DOI: 10.1097/00129234-200607000-00001

[6]   St. Pierre M, Hofinger G (2014) Human Factors und Pati-
       entensicherheit in der Akutmedizin. Springer, Berlin, Heidel-
       berg

[7]   Weick KE, Sutcliffe KM (2016) Das Unerwartete managen:
       Wie Unternehmen aus Extremsituationen lernen. Scheffer-
       Poeschel, Stuttgart

Weiterführende Informationen

- Aktionsbündnis Patientensicherheit http://www.aps-ev.de

- Plattform Menschen in komplexen Arbeitswelten:
  http://www.plattform-ev.de

- Schweizer Stiftung Patientensicherheit:
  http://www.patientensicherheit.ch

Erfolgreiches Feedback – Was wirkt in Pädagogik und Medizin?

Rainer Haak

Gibt es Parallelen zwischen Pädagogik und Medizin, wenn es um erfolgreiches Feedback geht, und warum referiert ein Zahnmediziner über diese Thematik? In der Zahnmedizin werden bereits während des Studiums aktiv Patienten behandelt. Ab dem 7. Semester finden kontinuierlich Behandlungskurse statt, in denen die Studierenden unter Aufsicht zahnärztlich tätig sind. Somit stellt sich für diese sehr spezielle Ausbildungssituation die Frage, wie am besten mit den Studierenden zu kommunizieren ist, um allen Beteiligten in der Behandlungssituation gerecht zu werden? Der Patient braucht Sicherheit und die Studierenden möchten lernen und Orientierung finden. Dieses Kommunikationsszenario verlangt demnach, sich mit dem Thema Feedback zu beschäftigen.

Häufig findet der erste Kontakt mit Feedback anhand von Empfehlungen statt, wie Feedback zu geben sei. Eine der bekanntesten Feedbackregeln ist hier: „Cookie – Lemon – Cookie". In einer Karikatur wurde einmal ein Beispiel für den Einsatz dieser Regel folgendermaßen formuliert: „I like your hat. Your face is ugly. But your shirt is nice." Hier wurde der Versuch unternommen, „die Zitrone" zwischen zwei angenehmen Botschaften zu verpacken. Über den Erfolg lässt sich allerdings streiten. Ist Feedback geben demnach mehr als nur eine Frage der richtigen Technik, eine Botschaft geschickt zu verpacken oder angenehm zu maskieren, damit sie besser auszuhalten ist?

Dieser Beitrag beschäftigt sich daher mit folgenden Fragen:

- Was ist Feedback?
- Warum ist Feedback sinnvoll?
- Wie können wir z.B. im Bereich Fehlermanagement davon profitieren?
- Gibt es allgemeine Regeln zum Geben und Nehmen von Feedback?

Was ist Feedback?

Direkt übersetzt, bedeutet Feedback: Rückmeldung. Eine reine Rückmeldung beherrscht aber heutzutage sogar die Waschmaschine oder auch der Kühlschrank. Grundsätzlich kann man Feedback in dieser Form definieren, so dass die Tonsignale der Waschmaschine oder die Warnmeldung im Auto ein Feedbacksystem sind. Aber ist dies das Feedback, das wir in einer Ausbildungssituation wirklich meinen?

Eine Möglichkeit, sich dem Begriff weiter anzunähern, ist die Frage, was Feedback nicht ist. Feedback ist *nicht*:

- Lob,
- eine Beurteilung im engeren Sinne,
- eine Note,
- eine Folgerung,
- eine Evaluation,
- ein gut gemeinter Rat oder Tipp.

Was fehlt hier zu einem „richtigen" Feedback? Ganz entscheidend, um von Feedback zu profitieren, ist, dass es sich um zielgerichtete Information(en) handelt. Dabei geht es häufig um den Vergleich mit einem Standard, der den Erwartungshorizont definiert und durch den Vergleich eine Abweichung von diesem ermitteln kann. Was wollen wir bzw. was wird erwartet und was ist möglicherweise die Diskrepanz? Klares Ziel (in der Ausbildungssituation) ist es, die jeweilige Leistung zu verbessern. Es geht somit nicht nur um eine Rückmeldung, sondern tatsächlich darum, dass diese Rückmeldung eine Veränderung und im Idealfall eine Verbesserung bewirkt. Der erste Schritt der Rückmeldung besteht dabei in der gemeinsamen Beschreibung und Reflexion eines zu beobachtenden Verhaltens mit dem Ziel, etwas zu bewirken und nicht nur die Wahrnehmung anderer zu spiegeln.

Feedback ist die

> „gezielte Information über den Vergleich zwischen der beobachteten Leistung eines Lernenden und einem Standard, mit dem Ziel, die Leistung zu verbessern." [10]

Warum ist Feedback sinnvoll?

Wir glauben alle daran, dass Feedback sich lohnt, aber warum ist das so? Der Australier John Hattie hat in einem Mammutprojekt über 15 Jahre 50.000 Studien gesichtet, die in über 800 Metaanalysen integriert waren, um der Frage nachzugehen, was Lernerfolg ausmacht. Seine Erkenntnisse sind u.a. in seinem Buch „Visible Learning" zusammengefasst [3]. Interessant für die vorliegende Thematik ist, welchen Einfluss Feedback insgesamt auf den Lernerfolg nehmen kann.

In diesem Kontext ist zunächst von Bedeutung, welchen Einfluss grundsätzlich die Lehrenden auf den Lernerfolg nehmen können. Tatsächlich wird ein Großteil des Lernerfolges vom Schüler bzw. Studierenden und weiteren von der (Hoch-)Schule oder den Lehrenden unabhängigen Faktoren beeinflusst. Auch die Peers und die Eltern sind mitverantwortlich, auch wenn das manchmal vergessen wird. Direkt vor Ort in der (Hoch-)Schule sind ca. 30% beeinflussbar (vgl. Abbildung 1).

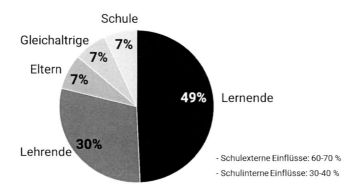

Abb. 1: Anteil am Lernerfolg nach Hattie [vgl. 3]

138 Einflussfaktoren auf den Lernerfolg wurden von John Hattie
zur Veranschaulichung in einen einfachen statistischen Zahlenwert
und eine entsprechende grafische Darstellung als Barometer überführt
(Abbildung 2). Diese Darstellungen wurden mehrfach als zu starke Vereinfachung kritisiert. Die Zusammenfassung von Metaanalysen
ist grundsätzlich mit der Problematik konfrontiert, nicht vollständig
vergleichbare Studiendesigns miteinander zu kombinieren. Für eine
schnelle Orientierung sind die summarischen Darstellungen allerdings
sehr hilfreich.

Zur Veranschaulichung der Relevanz der verschiedenen Parameter auf
den Lernerfolg war es erforderlich, zusätzliche positive Effekte der
Einflussfaktoren von typischen, zwangsläufig eintretenden Effekten
(z.B. Älterwerden, allgemeines Schulumfeld) zu separieren, da Schülerinnen und Schüler oder Studierende auch ohne Schule dazulernen.
Auf dem Barometer starten die relevanten zusätzlichen Effekte ab einem Wert von 0,4. Das Effektmaß für den Parameter „Feedback" zeigt
mit 0,73 einen sehr starken Effekt auf den Lernerfolg, war der viert-
wichtigste Parameter im Bereich des Unterrichtens und insgesamt auf
Rang 10. Kein Einflussfaktor aus dem Bereich des Curriculums und
des Elternhauses erreicht dieses hohe Effektmaß. Bekannte Maßnahmen, wie zum Beispiel Hausaufgaben (0,29), haben einen deutlich
niedrigeren Stellenwert bis hin zu einem klaren negativen Einfluss
auf den Lernerfolg bei Parametern wie Nicht-Versetzung (-0,16) oder
Schulwechsel (-0,34). Anhand der Datenlage konnte John Hattie zeigen: Es lohnt sich, sich mit Feedback zu befassen, es macht einen
Unterschied.

Wo wirkt Feedback?

Das „Johari-Fenster" ist eine Veranschaulichung der Beziehung zwischen Selbst- und Fremdwahrnehmung. Joseph Luft und Harry Ingham haben diese klassische Vierfeldertafel entwickelt und darin die
Selbst- und die Fremdwahrnehmung gegenübergestellt [6]. In beiden
Bereichen gibt es Aspekte, die entweder einem selbst oder dem jeweiligen Umfeld bekannt oder verborgen sind. Die mir als Individuum
bereits bekannten Bereiche meiner Persönlichkeit oder meiner Fertigkeiten benötigen selbstverständlich kein Feedback, um sie für mich

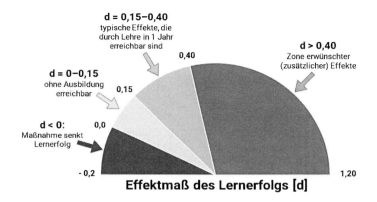

Abb. 2: Barometer zu Anteilen des Lernerfolgs nach Hattie [3]

persönlich sichtbar zu machen. Entscheidend wird Feedback dort, wo ich etwas über mich erfahre, was ich noch nicht von mir wusste, was aber möglicherweise andere von mir wissen. Dieser für das jeweilige Individuum blinde Fleck ist der Bereich, der für Feedback interessant und erschließbar ist. Der Bereich, der sowohl in der Fremd- als auch der Selbstwahrnehmung nicht erfasst wird, bleibt demgegenüber unbekannt und ist für Feedback nicht relevant.

Feedback ist daher auch eine Möglichkeit, die Wahrnehmung der öffentlichen Person zu beeinflussen. Während das Individuum gegenüber seinem Umfeld die Möglichkeit hat, durch größere Offenheit selbstbestimmt mehr von sich preiszugeben, kann es auf der anderen Seite die eigene Selbstwahrnehmung mit der Unterstützung des Umfelds erweitern. Hier kann Feedback weiterhelfen, wenn man es selbst will.

Selbstverständlich kann man fragen: Brauche ich diesen Erkenntnisgewinn? Vieles deutet darauf hin, dass speziell in der Erweiterung der eigenen Fähigkeiten und Fertigkeiten dieses unter Umständen sehr hilfreich sein kann. In einer Metaanalyse haben Davis et al. [2] zusammenfassend beschrieben, dass Selbst- und Fremdwahrnehmung häufig weit auseinanderliegen. Außerdem fiel auf, dass sich diejenigen

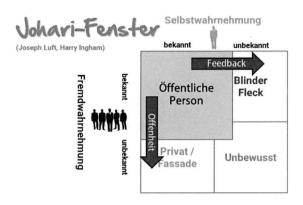

Abb. 3: Johari-Fenster nach Luft/Ingham 1955 [4]

selbst am besten einschätzten, die in der Performance am schlechtesten waren. Dieses Ergebnis passt hervorragend zum auf dieser Tagung ebenfalls adressierten Thema Fehlermanagement, denn genau hier fehlt diesen Personen möglicherweise etwas. Ein großer blinder Fleck kann möglicherweise den adäquaten Umgang mit dem eigenen Verhalten und auch Fehlern verhindern. Um diesen eigenen blinden Fleck zu verkleinern, braucht man allerdings Unterstützung. Diese Hilfestellung kann wertschätzendes Feedback bieten, wenn es wahrgenommen wird.

Rahmenbedingungen des Feedbacks

Feedback bedarf der Interaktion und erfolgt nicht unidirektional, es passiert mit einem Gegenüber und braucht Wertschätzung. Dazu passt das Bild eines Geschenkes. Man kann es als Geschenk annehmen, aber anders als vielleicht in der typischen Situation des Beschenkten, ist der Feedback-Nehmer nicht verpflichtet, jede Rückmeldung anzunehmen. Darüber hinaus sagt ein Geschenk auch etwas über den Schenkenden aus, sodass es mit Bedacht einzusetzen ist.

Die korrektive und die verstärkende Ebene des Feedbacks spielen auch im Fehlermanagement eine wichtige Rolle. Hier wurde vor allem schon das korrektive oder korrigierende Feedback beschrieben. Mindestens genauso wichtig ist der verstärkende Anteil. Positives sollte ebenfalls reflektiert werden, sozusagen der „Cookie-Anteil". Es geht primär darum, zielführend zu agieren und im Kern nicht um die Identifikation von Schwächen. Dazu passt der einfache Spruch: „Stärken stärken, Schwächen schwächen".

Welche Feedbackregeln kann man anwenden und warum ist Feedback mehr als Lob oder ein Kompliment? Eine Antwort liefert eine Untersuchung zu einer einfachen chirurgischen Fertigkeit [1]: In dieser Studie wurde untersucht, wie man Medizinstudierenden beibringen kann, chirurgisch korrekte Knoten anzufertigen. Zu Beginn der Studie wurde erhoben, wie gut die Studierenden bereits die Knotentechnik beherrschten. Danach wurden sie gezielt instruiert. Im Anschluss hat man ihnen entweder Feedback gegeben, also sehr gezielt tatsächlich die Dinge angesprochen, die man optimieren könnte, oder aber gesagt: „Das war doch schon ganz gut! Weiter so! Noch ein bisschen üben, das klappt!" Zu Beginn beherrschten beide Probandengruppen die Knotentechnik gleich schlecht, nach der Instruktion gelang die Umsetzung bereits besser und die Gruppen waren auf Augenhöhe. Im weiteren Verlauf zeigte sich, dass nur die Feedbackgruppe sich weiter verbesserte, weil sie wusste, an welcher Stelle sie arbeiten, wo sie etwas verändern musste, während die Gruppe, die ausschließlich gelobt wurde, in ihrer Entwicklung stagnierte. Nur eine gezielte Information der Probanden verhalf ihnen demnach, ihre Performance zu verbessern. Interessanterweise war allerdings die belobigte Gruppe zufriedener, obwohl sie der Feedback-Gruppe in ihrer Fertigkeit deutlich unterlegen war. Hier klaffen also das „gute Gefühl" bzw. die Zufriedenheit mit der eigenen Leistung und das tatsächliche Leistungsvermögen auseinander. Letztendlich besteht das Ziel im Ausbildungskontext allerdings ganz wesentlich darin, etwas zu erlernen oder bereits vorhandene Fähigkeiten zu verbessern. Ein Bereich, in dem diese Diskrepanz in der Wahrnehmung der Studierenden immer wieder zu beobachten ist, ist die Evaluation von Lehrveranstaltungen in der Medizin. Wenn die Studierenden sagen: „Das war eine ganz tolle Lehrveranstaltung, und ich glaube, mich verbessert zu haben", lässt sich auf Basis dieser Aussage nicht schlussfolgern, dass tatsächlich auch etwas nachhaltig gelernt wurde. Beides geht nicht zwangsläufig miteinander einher.

Auch Parkes et al. konnten zeigen, dass die Selbsteinschätzung nicht unbedingt das Leistungsvermögen widerspiegelt [7]. Die klassische Feedback-Technik „Cookie – Lemon – Cookie" (Ich sage zuerst etwas Positives, dann kommt der Verbesserungsbedarf und im Anschluss noch einmal etwas Positives), wurde in dieser Untersuchung von den Teilnehmenden zwar als besonders hilfreich wahrgenommen, allerdings wurden diese Gruppen nicht besser, sie haben sich nur selbst als besser eingeschätzt. Der leistungsbezogene Effekt der Sandwich-Technik scheint nicht sehr hoch. Ein erfolgreiches Feedback scheint demnach nicht an der für den Feedback-Nehmenden angenehmen „Stapel-Verarbeitung" zu hängen, sondern sogar eher an der Trennung zwischen korrigierenden und verstärkenden Elementen.

Ein häufiger Fehler findet sich in der bekannten Formulierung: „Das war sehr gut, aber..." . Wenn einmal eingeführt wurde, dass nach der ersten positiven Botschaft noch ein „aber" kommt, wartet man nur noch darauf und hört das Positive nicht mehr. Entscheidender ist tatsächlich die zielgerichtete Rückmeldung, weniger die „Verpackungslogik", denn Feedback hat generell etwas mit Vertrauen und Wertschätzung zu tun. Wenn diese Grundlage nicht vorhanden ist, lässt sich das auch nicht mit der passenden „Verpackung" lösen. Wenn das Vertrauen aber da ist, braucht es möglicherweise nicht zwingend eine schöne „Verpackung". Dann darf man sogar auch einmal Fehler machen beim Feedback geben, ohne gleich die vertrauensvolle Beziehung zu riskieren.

Zu bedenken ist auch, welche Personen von welcher Ausrichtung des Feedbacks mehr profitieren. Die Regulations-Fokus-Theorie liefert einen Erklärungsansatz, warum verschiedene Personen sich hinsichtlich einer persönlichen Ansprache unterscheiden können [4]. Menschen mit einem sogenannten Promotionsfokus sind eher durch positive Signale und höhere Ziele zu motivieren. Demgegenüber steht der sogenannte Präventionsfokus, bei dem primär im Sinne einer Vermeidungsstrategie verhindert werden soll, dass negative Ereignisse eintreten. Bei einer derartigen Orientierung möchten die Menschen vor allem nicht negativ auffallen: „Ich will nicht unter den Minimalstandard sinken, damit ich keinen Ärger bekomme." Im Alltag finden wir häufig keine Reintypen entsprechend dieser Klassifikation, sondern die konkrete Situation und das Umfeld spielen eine Rolle bei den Präferenzen. Interessant bleibt dennoch, dass in Abhängigkeit vom Fokus, Menschen eher empfänglich für positive oder negative Rückmeldungen sind und daraus ihre Motivation beziehen können [5].

Wann und wie oft soll man Feedback geben? Relevant ist zeitnahes Feedback, nicht einen Tag oder zwei Tage später, sondern das direkte Reagieren. Die Regel „Störungen zuerst" ist wahrscheinlich aus vielen Kommunikationsschulungen bekannt.

Die Empfehlung zu häufigem Feedback ist schon schwieriger einzuordnen. Sie ist einerseits richtig, denn mit einem einmaligen Feedback wird man noch nicht viel erreichen, aber „häufig" kann auch „zu häufig" sein. Daher lautet die Empfehlung, den Schwerpunkt auf die Regelmäßigkeit zu legen. „Häufig" wird auch von Feedback-Gebenden und Feedback-Nehmenden sehr unterschiedlich definiert. Während die einen der Meinung sind: „Ja, das mache ich absolut regelmäßig, vielleicht sogar zu häufig", sind die Nehmenden eventuell der Auffassung: „Das könnte häufiger sein" – oder umgekehrt. Die richtige Frequenz sollte daher im Dialog von beiden Seiten vereinbart werden.

Relevant für ein effektives Feedback ist außerdem die Maßgabe: „Beobachtung" statt „Hörensagen". Das Beobachten und Beschreiben an konkreten Beispielen kann wertfrei erfolgen, ist spezifisch und hat einen Verhaltensbezug. Ich sage nicht: „Du musst deinen Charakter ändern", sondern orientiere mich mit meiner Rückmeldung am konkreten Verhalten.

Feedback geben und nehmen

Ein eingeführtes Ablaufschema für Feedback in der Medizin ist das Pendleton-Modell von 1984 [9]. Es beschreibt das Dialogische eher formal, aber macht an erster Stelle deutlich, dass der Feedback-Nehmende offen dafür sein muss, Feedback zu erhalten. Es ist nicht sinnvoll und nicht effektiv, Feedback aufzwingen zu wollen. Der Lernende beginnt und reflektiert den Lerngegenstand, dann schließt der Beobachtende an. Was war gut? Was kann verbessert werden? Anschließend folgt ein sehr wichtiger Faktor: Es wird versucht, gemeinsam einen Aktionsplan zu entwickeln: Was soll verändert werden und wie kann man das erreichen? Die Struktur erinnert an das Prinzip „Cookie – Lemon – Cookie", aber der Ablauf erscheint logisch und entscheidend ist der Ausblick: Wie soll es weitergehen? Was soll verbessert werden?

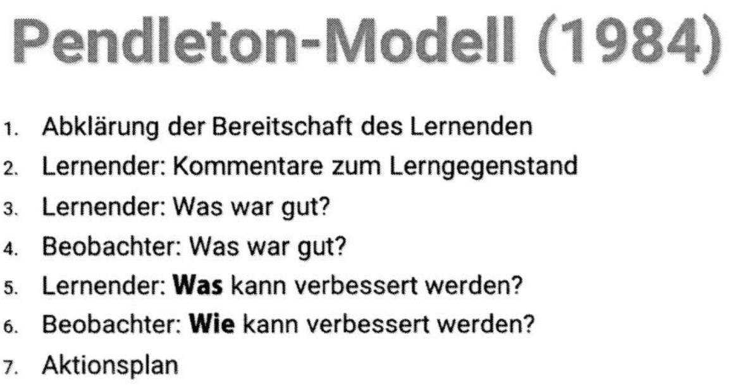

Pendleton-Modell (1984)

1. Abklärung der Bereitschaft des Lernenden
2. Lernender: Kommentare zum Lerngegenstand
3. Lernender: Was war gut?
4. Beobachter: Was war gut?
5. Lernender: **Was** kann verbessert werden?
6. Beobachter: **Wie** kann verbessert werden?
7. Aktionsplan

Abb. 4: Pendleton-Modell [vgl. 9]

Die Relevanz dieser Punkte bestätigt auch John Hattie in der Zusammenfassung seiner Studien [3]. Auch er postuliert: Auf die Definition der Ziele („Feed Up") folgt der klassische Feedback-Block (Feed Back), um mit dem „Feed Forward" abzuschließen und eine Handlungsperspektive zu entwickeln.

Zusammenfassend können folgende Punkte zum Feedback-Geben und -Nehmen im Lernprozess eine Orientierung bieten:

Für *Feedback-Gebende* gilt:

- Ziele, Zeit, Rahmen und Regeln vereinbaren.
- Der Feedback-Empfänger beginnt.
- Verbesserungswünsche erfragen,
- sachlich, konkrete Beispiele / Wahrnehmungen,
- nur „Veränderbares" rückmelden,
- Subjektivität verdeutlichen (Ich-Botschaften),
- Veränderungsplan gemeinsam entwickeln,

- keine Überfrachtung.

Für *Feedbackempfänger* gilt:

- Eigene Lernziele formulieren,
- Feedback erbitten, Wünsche äußern,
- Selbsteinschätzung formulieren (Stärken!).
- NICHT rechtfertigen,
- konkrete Lösungen entwickeln,
- für Feedback bedanken,
- Veränderungsplan überlegen und ausprobieren.
- Niemand muss Feedback annehmen.

Literaturangaben

[1]   Boehler ML, Rogers DA, Schwind CJ, Mayforth R, Quin J, Williams RG, Dunnington G (2006) An investigation of medical student reactions to feedback: a randomised controlled trial. Med Educ 40(8):746-9, doi: 10.1111/j.1365-2929.2006.02503.x

[2]   Davis DA, Mazmanian PE, Fordis M, Van Harrison R, Thorpe KE, Perrier L (2006) Accuracy of physician self-assessment compared with observed measures of competence: a systematic review. JAMA 296(9):1094-102, doi: 10.1001/jama.296.9.1094

[3]   Hattie J (2008) Visible Learning. Routlegde, London

[4]   Higgins ET (1997) Beyond pleasure and pain. Am Psychol 52(12):1280-300

[5]   Kluger AN, Van Dijk D (2010) Feedback, the various tasks of the doctor, and the feedforward alternative. Med Educ 44(12):1166-74

[6]   Luft J, Ingham H (1955) The Johari window, a graphic model of interpersonal awareness. In: Proceedings of the western

training laboratory in group development. UCLA, Los Angeles

[7]   Parkes J, Abercrombie S, McCarty T (2013) Feedback sandwiches affect perceptions but not performance. Adv Health Sci Educ Theory Pract 18(3):397-407, doi: 10.1007/s10459-012-9377-9. Epub 2012 May 12

[8]   Pendleton D, Hasler J (Hrsg) (1983) Doctor-patient-communication. Academic Press, London

[9]   Pendleton D (1984) The Consultation: an approach to learning and teaching. Oxford University Press, Oxford

[10]   Van de Ridder JMM, Stokking KM, McGaghie WC, ten Cate OThJ (2008): What is feedback in clinical education? Med Educ 42(2): 189–97, doi: 10.1111/j.1365-2923.2007.02973.x

Fehlerbewusstsein, Feedbackkultur, Beziehungssicherheit – Konzepte und empirische Beispiele zur Fehlerkultur

Maria Spychiger

Einleitung und Überblick

Die drei im Titel benannten thematischen Bereiche stehen in einem inneren Zusammenhang, dessen gemeinsamer Bezug derjenige der *Fehlerkultur* ist. Das Fehlerbewusstsein steht an erster Stelle, ohne Fehlerbewusstsein würde Fehlerkultur nicht funktionieren. So wird zuerst die Frage erörtert, wie und weshalb ein Fehler bewusst wird. Dazu ist der Fehlerbegriff zu differenzieren. Er hat ein enormes Spektrum, aber anhand einer Dimensionierung gelingt es, Fehler ein Stück weit zu klassifizieren. Danach wird der künstlerische Bereich beleuchtet, in welchem Fehler aber viel weniger gut bestimmt werden können, weil kulturelle Maßstäbe und individuelle Präferenzen im Spiel sind. Das Modell von Michael Parsons zur Entwicklung des ästhetischen Urteils aus dem Jahr 1987 [8] vermag etwas Orientierung herbeizuführen. In der Zuwendung zur musikpädagogischen Praxis rückt die unterrichtliche Interaktion in den Fokus, eine spezifische Lernkultur artikuliert sich im fördernden Feedback. In Fehlersituationen, in welchen es zu Sorgen der Person über ihren Selbstwert und der Anerkennung in sozialen Beziehungen kommen kann, wird das Sicherheitsgefühl in der pädagogischen Beziehung wichtig. Sich in prekären Situationen gehalten zu fühlen und Beziehungssicherheit zu erfahren, ist für die weitere Entwicklung von hoher Bedeutung. An einem Unterrichtsbeispiel wird zum Abschluss gezeigt, wie ästhetische Entwicklung im Klassenunterricht angeregt werden kann.

Fehlerbewusstsein und Normbezug des Fehlers

Wie werden uns Fehler bewusst, wie merken wir es, dass ein Fehler vorliegt? Wenn die Konsequenzen eines Fehlers unmittelbar evident werden, treten sie entsprechend schnell ins Bewusstsein. Wenn man sich vergriffen hat und falsche Töne erklingen, wenn man den Lauf nicht erwischt hat, die Intonation merklich nicht stimmt, fragt man nicht lange, ob dies richtig oder noch nahe an richtig oder aber falsch war. Was aber, wenn jemand einen Interpretationsfehler feststellt, eine Instrumentallehrerin eine andere Klangfarbe einfordert, bei einem Auftritt zwar fehlerfrei gespielt, aber die Auswahl der Stücke oder die Form des Auftritts bemängelt wird?

Dann kann es schnell zur Diskussion „Was ist ein Fehler?" kommen. Solche Einschätzungen und Urteile beruhen offensichtlich auf einem Maßstab, auf einer Messlatte, den oder die nicht alle gleich anlegen, oder auf einem bestimmten Wissen, über das nicht alle Beteiligten gleichermaßen verfügen. Abweichungen davon erscheinen dann mehr oder weniger als Fehler oder werden als Schwierigkeit eingestuft, als solche bezeichnet oder empfunden.

Um Fehler festzustellen, benötigt man eine Richtschnur oder Norm. Wenn diese Norm oder Bezugsgröße nicht oder noch nicht da ist, kann man nicht von einem Fehler sprechen, vielmehr handelt es sich dann um einen *Irrtum*. Diesen Unterschied hat schon sehr früh, vor hundert Jahren, der deutsche Psychologe Hermann Weimer formuliert. Weimer war einer der ersten Wissenschaftler, der sich den Fehlern im pädagogisch-psychologischen Bereich zuwandte, sie zur akademischen Thematik machte und darüber schrieb. Er publizierte 1925 eine Schrift, die viel Beachtung fand und mehrmals aufgelegt wurde. Mit der folgenden Aussage hat der Autor eine Unterscheidung von Fehler und Irrtum vorgenommen:

> „Der Irrtum ist ein seelischer Zustand, Fürwahrhalten des Falschen, das bedingt ist durch die Unkenntnis oder mangelhafte Kenntnis gewisser Tatsachen, die für die richtige Erkenntnis von wesentlicher Bedeutung sind." [16, S. 5]

Demnach liegt ein Irrtum dann vor, wenn man es noch nicht besser gewusst hat. Die Person, die im Irrtum ist, kennt die Norm noch nicht. Erst wenn die Norm bekannt ist, kann man auch von ihr abweichen, somit einen Fehler machen und sich dessen auch bewusst sein, ggf. es im Nachhinein werden.

Eine Klassifikation des Fehlerbegriffs

Wie schon aus der Weimerschen Unterscheidung von Fehler und Irrtum hervorgeht, eröffnet sich für die Abweichung von Normen ein riesiges Feld mit einem hohen Bedarf nach Differenzierung. Es sind für den Begriff des Fehlers die verschiedensten alltagssprachlichen Wendungen im Gebrauch, etwa wenn Fehler als groß, schlimm, katastrophal, unverzeihlich, oder umgekehrt als harmlos und klein bezeichnet werden, letztere auch als *peanuts*, womit auch auf das enorme substantivische Wortfeld zum Fehler verwiesen sei, ohne es noch auszuführen.

Die Bedeutung und Schwere eines Fehlers bemisst sich sicherlich am Ausmaß und der Qualität seiner *Konsequenzen*, wobei der Aspekt der *Reversibilität* eine moderierende Rolle spielt. Wenn es die Möglichkeit gibt, etwas zu wiederholen und wieder gut zu machen, ist ein Fehler weniger schlimm. Anhand der Darstellung der beiden Dimensionen als Vierfeldertafel (vgl. [12, S. 277] sowie Abbildung 1) lassen sich sofort Beispiele pro Feld finden. Setzen wir für Feld 1 die Merkmalskombination „hohe Konsequenzen, niedrige oder fehlende Reversibilität", ist unmittelbar einleuchtend, dass dies die „schlimmste" Kategorie ist. Es sind Fehler, die in ihren Folgen tragisch sind, katastrophal, großes Leid bringen, es sind Menschenleben involviert, wie z.B. bei einem Flugzeugabsturz wegen eines Piloten- oder Lotsenfehlers, oder bei einem mit dem Tod endenden chirurgischen Eingriff. Setzen wir für Feld 2 die Reversibilität auf „hoch", entfällt die Komponente der Tragik oder Katastrophe, der Fehler kann wieder gut gemacht werden, auch wenn die Kosten ggf. hoch sind. Das berühmte Beispiel der falsch eingestellten Linse beim Hubble-Teleskop in den 1980-er Jahren ist dafür ein gutes Beispiel, aber auch Beschämung oder der Freiheitsentzug als sozialer Schaden nach aufgedecktem Betrug, oder ein missglückter Auftritt eines Musikers oder einer Musikerin vor einem bedeutenden Publikum mag in diese Kategorie fallen. Die Felder 3 und 4 enthalten die Fehler mit nicht hohen Konsequenzen, entsprechend handelt es sich hier um kleinere Fehler. Sind die Angelegenheiten dabei auch noch reversibel, sind sie sogar harmlos. Aber auch bei einem irreversiblen Verlust, dessen Konsequenz nicht als stark empfunden wird, sprechen wir von Bagatellen oder den bereits genannten *peanuts*.

Konsequenzen \\ Reversibilität	ja, hoch	nein, niedrig
nein, niedrig	1 „tragisch", „schlimm", große Fehler	3 *(nicht lernrelevantes Feld, z.B. kleine, unbedeutende Verluste)*
ja, hoch	2 ggf. große Fehler, aber weniger schwer	4 Bagatelle, „nicht schlimm", kleine Fehler

Abb. 1: Klassifikation von Fehlern anhand der zwei Dimensionen *Konsequenzen* und *Reversibilität* [12]

Selbstverständlich ist die Polarisierung in „hoch" und „niedrig" für die zwei Dimensionen „Konsequenzen" und „Reversibilität" künstlich; es handelt sich in Wirklichkeit um ein Kontinuum, so dass es gefühlt viel mehr als die vier Fehlerkategorien auf der schematischen Darstellung in Abbildung 1 gibt. Weiter ist die Einordnung eines Fehlers eine sehr subjektive Angelegenheit, die sich je nach individueller Deutung und Umdeutung – etwa, wie wichtig einem der verlorene Regenschirm war – laufend verändern kann. Für die Bewältigung von Fehlerkonsequenzen und der Einschätzung deren Reversibilität ist letzteres sogar entscheidend wichtig: Es kommt darauf an, in welcher *Qualität* einem Menschen ein Fehler im Bewusstsein ist. Es kann ein Fehler faktisch klein sein, aber von der betreffenden Person mit Bedeutungen aufgeladen werden. Dieser Person erscheint der Fehler dann doch groß und sie empfindet und erlebt ihn entsprechend.

Vor dem Hintergrund der beiden Dimensionen und den Fehlerfeldern ist in unserem Kontext interessant, dass Fehler im Unterricht in den meisten Fällen in das Feld 4, den Fehlern mit geringen Konsequenzen und hoher Reversibilität und in die Kategorie der harmlosesten Fehler fallen. Konsequenzen treten erst bei Prüfung und Auftritt auf.

Im ästhetischen Bereich sind Normen und Normabweichungen besonders interessant, weil sie sehr oft nicht auf unmittelbaren physischen Maßstäben oder Materialnormen beruhen, sondern aus künstlerischer Sicht definiert sind, oder auf kulturell entstandenen und ausgehandelten, oder auch einfach nur individuell empfundenen Bezügen beruhen. Es handelt sich um Präferenzen und in weiterer Entwicklung um stärker ausdifferenzierte ästhetische Urteile.

Das Modell der Entwicklung des ästhetischen Urteils nach Michael Parsons

Die Stufen des psychologischen Modells der Entwicklung des ästhetischen Urteils nach Michael Parsons [8] mögen für diese Normen illustrativ sein. Das Modell orientiert sich grundsätzlich am sich entwickelnden Kind und geht in Anlehnung an Jean Piagets Modell der kognitiven Entwicklung von Phasen oder Stufen aus.[1]

Der ersten Stufe, *favoritism,* ordnet Parsons im Sinne des frühkindlichen Egozentrismus die subjektiven Präferenzurteile zu: Schön und gut ist, was mir gefällt! Nach intensiverer Begegnung mit der Welt und eigener künstlerischer feinmotorischer Betätigung entwickelt das Kind auf der nächsten Stufe, *beauty and realism,* ein Urteil darüber, was technisch gut gemacht ist. Es bewundert etwas genau und sorgfältig Gezeichnetes oder naturgetreu Abgebildetes. Das Kind hat nun ein Bewusstsein dafür, dass ein Können dahinter steckt, das erst erworben werden muss. Mit zunehmendem Alter, für das selbst- und identitätsbezogene Jugendalter typisch, wird mit der dritten Stufe *expressiveness* als Wertmaßstab für das ästhetische Urteil eingesetzt: Gut und schön ist, was einen starken Ausdruck hat, in welchem man sich ggf. wiederfindet. Vergleichbar mit der ersten Stufe bestimmen hier wieder stärker die Gefühle das Urteil. Es werden weitere Jahre der Entwicklung durchlaufen, Sozialisation und Bildung führen zu systematischem Wissen über kulturelle Errungenschaften, Kunstwerke, historische Kontexte und damit zur vierten Stufe, *style and form,*

---

[1]Für eine gut zugängliche Darstellung der Entwicklungstheorie von Jean Piaget siehe [2].

wie Parsons sie nennt. Das Urteil beruht nun vermehrt auf geteiltem Wissen und informierten Einschätzungen über ästhetisches Können. Es folgt noch die letzte, fünfte Stufe, *autonomy*, das eigentliche Ziel der Entwicklung: Hier wird ein eigenes Urteil erreicht, welches auf der Grundlage von Wissen, Diskurs und Reflexion über ästhetische Objekte und Prozesse und der Integration eigener Erfahrung aufkommt. Dieses ist ein reflexives, verstehendes oder verständiges Urteil.

Die ästhetische Erfahrung, das Erleben von Bedeutung und Sinn, nährt sich nicht nur aus den emotionalen Wirkungen der künstlerischen Betätigung und der rezipierten Kunstwerke, sondern auch aus Beständen von Wissen und Können, wie sie erstmals auf der zweiten Stufe mit der *techne* ins Spiel kommen.[2] Später, insbesondere auf der vierten Stufe, wird zunehmend kulturelles Wissen hinzugezogen und die Verknüpfung mit Erfahrungen und Kontexten hergestellt. Mitnichten jedoch gelten die Entwicklungsstufen, die ein Mensch im ästhetischen Bereich durchläuft, jeweils nur für ein bestimmtes Kindheits- und Jugendalter, vielmehr erhalten sich diese ersten ästhetischen Perspektiven das ganze Leben hindurch. Sie sind ggf. auch abhängig von der jeweiligen Kunstform oder Disziplin. Selbstbestimmung oder Mündigkeit auch für den ästhetischen Bereich entsprechen dem Bildungsideal der Aufklärung. Darüber hinausweisende weitere Ziele wie die Fähigkeit zur Solidarität, zum Perspektivenwechsel und dem Umgang mit Differenz sind im Laufe der Zeit bildungstheoretisch ausformuliert worden, so bei Wolfgang Klafki [5], Lawrence Kohlberg [6] oder Roland Reichenbach [9].

Parsons Modell kann auch noch differenziert werden, indem die Stufen 1 und 3 eher subjektive und bedürfnishafte, gefühlsmäßige Urteile repräsentieren, während die Stufen 2 und 4 eher durch den Rückbezug auf von außen gesetzte und kulturell geteilte Maßstäbe gekennzeichnet sind (vgl. auch [10]). Stufe 5, das autonome Urteil, möchte diese beiden Seiten dann miteinander verbunden wissen. Das Ergebnis dieser Betrachtung des Modells kann etwa wie in Abbildung 2 dargestellt werden.

---

[2]Der altgriechische Begriff *techne* τέχνη fasst in einzigartiger Weise die Bereiche des Könnens und Wissens als Kunstfertigkeit zusammen, als erworbene Fähigkeiten – Techniken – mit denen der Mensch Kultur schafft.

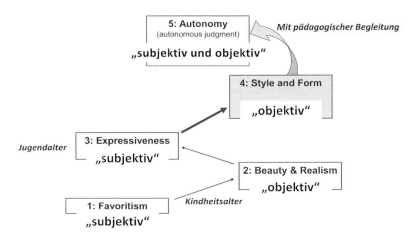

Abb. 2: Das Stufenmodell der ästhetischen Entwicklung nach Michael
Parsons [8], ausdifferenziert in stärker subjektiv und stärker
objektiv orientierte Stufen

Während die Stufen 1 und 3 sich spontan entwickeln und für den
künstlerischen Unterricht eine Ressource bieten, finden sich die Lehrenden der künstlerischen Disziplinen in diesem Modell dem Wesen
der Bildung nach insbesondere auf der rechten Seite, nämlich als Ver-
mittelnde der Technik (Stufe 2) und des kulturellen Wissens und
Könnens über Stil und Form (Stufe 4). Sie befördern das ästhetische
Urteil und begleiten ihre Schülerinnen und Schüler auf dem Weg der
ästhetischen Entwicklung. Das Bildungsziel des autonomen Urteils
(Stufe 5) ist dabei mehr oder weniger im Blick. Instrumentalpädago-
ginnen und -pädagogen und Musiklehrpersonen finden sich im Alltag
in der Situation, dass ihre Schülerinnen und Schüler im Rahmen des
Unterrichts Stücke erarbeiten und vorbereiten und manchmal zu be-
stimmten Stellen Fragen stellen, die sie besonders interessieren, oder
bei denen Probleme für die Umsetzung aufkommen. Wenn dies der
Fall ist, betrifft dies die rechte Seite, die Stufen 2 und 4, Fragen der
Technik und der Interpretation.

Oft aber merken es die Lernenden nicht, dass sie die Leistungsnorm
und/oder die ästhetische Norm nicht oder noch nicht erfüllen. Dann

ist es die Aufgabe der Lehrperson, das Spiel des Schülers oder der
Schülerin pädagogisch zu begleiten, gemeinsam Ideen zur Weiterar-
beit zu entwickeln, Rückmeldung zu geben. An dieser Stelle kommt
der zweite Begriff im Titel des vorliegenden Beitrags ins Spiel, die
Feedbackkultur. Es geht um Rückmeldung, um Dialog in der Sache:
Die Lehrperson verfügt über Bezugsnormen, die ihr weitergehend als
den Lernenden bekannt sind, letzteren als Orientierung und Maßstab oft noch fehlt und vor welcher das Spiel des Schülers oder der
Schülerin in einem Suchprozess steht, in der Entwicklung ist, ggf. un-
vollkommen oder falsch ist. Für den gelingenden Lernprozess und die
Entwicklung der Identität ist das Rückmeldeverhalten in der pädagogischen Interaktion entscheidend.

Fehler als Lernchancen und der Bedarf nach Feedbackkultur[3]

Wenn es die Essenz der Fehlerkultur ist, dass Schwierigkeiten,
Irrtümer und Fehler zu Lernchancen werden können, dann geht
es darum, deren kreatives Potenzial zu erkennen und zu nutzen. Sie
sollen nicht zur Ursache von Versagen, Blockaden und Scheitern,
sondern, wenn immer möglich, zum produktiven Arbeitsgegenstand
werden. Dies bedingt aufseiten der Lehrenden Fehlerfreundlichkeit
und die Fähigkeit, ermutigende und arbeitsbezogene Rückmeldung
zu geben. Fehlerkultur ist Feedbackkultur (vgl. dazu auch [1]).

Feedback im fehlerkulturellen Sinn möchte

1. *gegenstandsbezogen, beschreibend, den Schüler/die Schülerin
   einbeziehend* gestaltet sein. Z.B. nach dem Vorspielen eines
   in der vergangenen Woche erarbeiteten Abschnitts (hier stark
   verkürzt): „Ich wende mich als erstes dem Tempo zu. Im Stück
   hat es viele kurze Noten. An zwei Stellen habe ich Ideen zum
   Weiterarbeiten. Hast du auch Stellen und Wünsche zur Bearbeitung?"

   Es ist für viele Lehrende eine große Herausforderung, vorerst
   beschreibend Rückmeldung zu geben. Allzu schnell kommt ei-

---

[3]Es hat im Rahmen der Tagung im Februar 2020 unter dem Titel „Wie sag'
ich's meinen Schülern?" ein Workshop zum Feedback-Geben stattgefunden, über
den im vorliegenden Band auch berichtet wird.

ne bewertende Äußerung über die Lippen, oft in gut gemeinter Art – „super, schon sehr gut, nur ...“ oder „es gefällt mir, aber hier ...“. Demgegenüber eröffnet ein beschreibendes Feedback: „Ich habe gehört ... (oder gesehen)“, einen sehr viel größeren Spielraum der Reflexion und gibt dem Lernenden ein ganz anderes Ausmaß an Autonomie und Möglichkeit, ihre oder seine eigenen Einschätzungen einzubringen.

2. *die proximale Zone ausloten:* Das Konzept der proximalen Zone nach Lev Vygotsky ist eine hilfreiche theoretische Grundlage[4] für didaktische Entscheidungen jeglicher Fächer. „Proximal“ oder „annähernd“ bedeutet, dass etwas zu Erlernendes in Reichweite ist, ggf. auch nur in Sicht- oder Hörweite. Die Zone der Annäherung bezieht sich auf Lern- und Entwicklungsprozesse, die zu einem gegebenen Zeitpunkt für ein gegebenes Individuum (oder auch eine Gruppe!) möglich sind. Dieser Bereich liegt zwischen dem, was die Person aktuell weiß und kann, und dem, was sie erreichen kann, *wenn jemand dabei ist, der stimuliert, hilft und anleitet.* Mit dieser Begleitung bewegt sich eine lernende Person, sei es ein Kind, eine jugendliche oder erwachsene Person, von einem aktuellen Lernstand zu einem möglichen, sich gerade entfaltenden, in der Zukunft liegenden Lernstand. Didaktisch gesprochen bedeutet dies, dass die begleitende Person nicht zu schwere, aber auch nicht zu leichte Vorschläge macht, sondern die Forderung individualisiert für die lernende Person formuliert wird.[5] Die Zone der Annäherung ist eine bewegliche Größe, sie aktualisiert sich mit dem begleitenden Feedback einer Lehrperson, welches psychologisch einfühlsam, anerkennend und ermutigend sein soll, ggf. konfrontierend, wenn dies für eine lernende Person angemessen ist und eine fördernde Wirkung hat. Dieses soziokulturelle Verständnis von Lernen passt sehr weitgehend zum Verständnis von Lernen mit Fehlerkultur.

3. *der Goldenen Regel folgen:* Der alte Grundsatz der praktischen Ethik, mit dem anderen so umzugehen, wie man selber

---

[4] Für eine übersichtliche und gut verständliche Darstellung siehe [3].

[5] Eine gute Vorstellung über die proximale Zone ist insbesondere auch für die Auswahl von Stücken relevant. In anderen Worten: Die Einschätzung der proximalen Zone für einen Schüler oder eine Schülerin operationalisiert sich in der Schwierigkeit einer Aufgabe, die eine Lehrperson stellt.

auch behandelt werden möchte, ist auch eine gute pädagogisch-didaktische Richtlinie für die verbale und körpersprachliche Domäne des Feedbacks. Rückmeldungen so zu geben, wie man sie selbst auch annehmen könnte oder gern bekommen würde, schließt bereits einen abweisenden Ton oder herabsetzendes körpersprachliches Verhalten aus. Oft ist in pädagogischen Kontexten zu beobachten, dass zuerst alles Gute gesagt und gelobt wird, um damit Kritik abzufedern, die dann noch folgt. Dies mag oft gut gemeint sein, aber die Lernenden / Feedback-Nehmenden berichten dazu nicht selten, dass ihnen nach all dem Lob nicht klar ist, weshalb die Note dann nicht entsprechend ausgefallen ist. So gilt, dass Lehrende es den Lernenden zumuten können und sollen, „die Wahrheit" zu ertragen, und dass diese mehr in deren Sinne ist als eine allzu wohlmeinende Rückmeldung. Mit der übermäßigen Rücksichtnahme fühlen sich Lernende oft nicht ganz ernst genommen, und Lehrende schonen damit manchmal eher sich selbst davor, schlechte Botschaften zu überbringen.

Demgegenüber umfasst die Goldene Regel (oder: der Kantsche Imperativ) die reziproke Anerkennung, die Einsicht, dass man für ein gedeihliches Vorankommen in einer pädagogischen Beziehung die wechselseitige, gegenseitige Anerkennung nötig hat: Die Lehrperson verpflichtet sich einem anerkennenden Umgang mit den Lernenden und gleichermaßen wird sie selbst sich in ihrer beruflichen Tätigkeit sehr viel besser fühlen, wenn sie sich von ihren Schülerinnen und Schülern in ihrer beruflichen Rolle und darüber hinaus als Person mit ihren alltäglichen Bedürfnissen auch erkannt und anerkannt fühlt (vgl. dazu [4], Kapitel 5).

Ausführungen zum Feedback könnten lange fortgesetzt werden. An dieser Stelle sei zusammenfassend festgehalten, dass Lernen aus Fehlern, Irrtümern und Schwierigkeiten gewiss auch selbstbezogen durch Verarbeiten von Fehlererfahrungen und individueller Reflexion erfolgen kann. Das Wesen des Lernens aus Fehlern hat aber als interaktives Geschehen eine tieferliegende Qualität: Fehler sind nicht etwas Harmloses, woraus man leicht und gerne oder gar mit viel Spaß lernt. Deshalb ist es wichtig, dass ein Gegenüber da ist, welches die Fehler erfahrende Person in der schwierigen Situation trägt und weiterbringt und dessen sich die „Fehlerperson" sicher sein kann. Mit diesem Gegenüber, mit dieser Begleitung kann sich der Prozess wieder beruhigen.

Rückmeldungen und das Nutzen von Fehlern und Schwierigkeiten als Chancen des Lernens können auf der Grundlage eines sicheren Gefühls der Schülerin oder des Schülers in der Beziehung zur Lehrperson frei und produktiv werden. Damit ist der dritte thematische Bereich angesprochen, der nun noch zu erläutern ist, derjenige der Beziehungssicherheit [13].

Beziehungssicherheit

Woran erkennt man Beziehungssicherheit, was tun Lehrpersonen, die diese vermitteln, wie können die Schülerinnen und Schüler sie bekommen? Was bewirkt sie? Ein Vorgang, welchen in Varianten manch eine Lehrperson intuitiv ausführt oder auch bewusst herbeiführt, ist etwa das Halten einer Schülerin oder eines Schülers durch Blickkontakt. So berichtete etwa eine Lehrerin, dass sie an ihrem Pult mit einem Schüler in einer Mathestunde mehrere Rechenbeispiele durchgearbeitet hat, nachdem der Schüler das Prinzip nicht verstanden und eine ganze Anzahl von Rechnungen falsch gelöst hatte. Nachdem der Fehler entdeckt und auskorrigiert war und die Lehrerin Gewissheit hatte, dass der Schüler es verstanden hat, ging dieser an seinen Platz zurück, um selbst weiter zu rechnen. Bevor er sich niedersetzte, schaute er noch einmal zur Lehrerin zurück, der Blick fragend und etwas unsicher. Die Lehrerin erwiderte den Blick und nickte fest. Ohne Worte setzte sich die Szene fort, der Schüler nahm Platz und rechnete bis zum Schluss der Stunde fehlerfrei. Die Lehrerin hatte ihn in der Situation gehalten, bewahrt, ermutigt, ihm Gewissheit vermittelt.

Dieses pädagogische Interagieren und Handeln ist in Spychiger [14, S. 206-9] als Dreischritt von Holding-Keeping-Engaging (HKE) beschrieben und als *pädagogische Koordination* bezeichnet. Eine Lehrperson stellt sich individuell auf einen bestimmten Schüler oder eine bestimmte Schülerin ein, verbindet sich in gewisser Weise mit ihm oder ihr, um einen laufenden Lernprozess, der etwas oder ggf. auch stark gefährdet ist, eben beispielsweise durch einen Fehler, aufrecht zu erhalten. Schmidt [11] hat die pädagogische Koordination im Kon-

text von Orchesterarbeit in Schulen empirisch untersucht und konnte
mehrere haltende Verhaltensweisen als Typen von HKE identifizieren.
Sie dienen in diesem Fall dem *Zusammenhalten*, allem voran dem Ziel,
dass die Aufführung oder das Stück nicht auseinanderfällt. U.a. sind
es spezifisch intervenierende Bewegungen wie Klatschen oder Schnip-
sen (clapping, snapping), das Mitsingen [11, S. 55/56], und weiter
auch der Blick und die Blickrichtung der Dirigentin oder des Dirigen-
ten. Eine wichtige Weise von HKE ist selbstverständlich die verbale,
das Ansprechen und Besprechen von bestimmten Stellen. Schmidt hat
nebst den reagierenden HKE's auch antizipatorische festgestellt [11,
S. 159/160]: Lehrpersonen sehen oft im Voraus, wo etwas Schwie-
riges kommt, und geben präventiv haltende Elemente in den Fluss
des gemeinsamen Handelns. Sie orientieren sich an einer Gestalt des
ablaufenden Prozesses, an inhaltlichem Wissen und Können und an
ihren Bezugsnormen.

Beziehungssicheres und -sicherndes Lehrerhandeln nimmt den Lernenden in schwierigen oder überdurchschnittlich anspruchsvollen Situationen Druck weg. Dies zeigt sich etwa in raum- und zeitgebenden
Gesten. Es ist eine Lehrperson, die z.B. nicht zu nah an den Schüler
oder die Schülerin herantritt und ihm oder ihr damit Raum und Zeit
gibt, nachzudenken, sich zu fassen, wenn etwas schief gegangen ist.
Damit ist nicht ein Abwenden oder Ignorieren des Fehlers oder der
schwierigen Situation gemeint, sondern im Gegenteil, das Dabeiblei-
ben und *Erwarten,* oder in der Terminologie von Fritz Oser [7]: *Zumuten*, dass das Gegenüber es können wird.

Zum Abschluss: Parsons' 5. Stufe und ein Beispiel aus dem Klassenunterricht

Abschließend möchte ich auf das eingangs präsentierte Modell zurück-
kommen und dabei insbesondere auf dessen fünfte Stufe, *autonomy.*
Es ist damit das Bildungsziel der Selbstbestimmung im ästheti-
schen Lebensbereich der heranwachsenden Kinder, Schülerinnen und
Schüler und Studierenden angesprochen. In einem pädagogischen
Verhältnis orientiert sich die begleitende Person daran, mit dem
alten deutschen Wort ist die *Mündigkeit* eine pädagogische Norm.
Es ist Aufgabe der Lehrperson, das Kind oder den Jugendlichen

auf dem Weg zum mündigen, autonomen Urteil zu begleiten, es ggf. dahinzuführen und sich dabei mit der Zeit überflüssig zu machen. Der Weg ist ein gemeinsamer, das Erreichte ein geteilter Erfolg. Es wird seinem Wesen nach immer fluide und flüchtig bleiben. Die Begleitung wird im Einzelunterricht anders sein als im Gruppen- und Klassenunterricht, und chorisches Arbeiten unterscheidet sich von instrumentalem.

Ein empirisches Beispiel und ein Hinweis mögen die drei Themen zusammenfassen, die Gegenstand dieser Ausführungen waren – Fehlerbewusstsein, Feedbackkultur und Beziehungssicherheit. Es ist aus dem Klassenunterricht eines Lehrers, der mit seinem gymnasialen Leistungskurs im 11. Schuljahr an Igor Stravinskis *Pater Noster* (1949) arbeitet und nach einer zweiminütigen Singsequenz, in welcher noch etliches nicht perfekt ist, darauf verzichtet, gleich auf Fehler und Noch-zu-Bearbeitendes hinzuweisen. Stattdessen fragt er, nach einem Moment stimmungsvoller, beinahe feierlicher Stille: „Und ...? Was meint ihr?" Das Urteil einer ersten Schülerin lautet: „Ich fand es ziemlich geil ... weil da so Pausen sind, und wir alle aufeinander geachtet haben, und wir alle gemeinsam angefangen haben". Eine weitere Schülerin wendet darauf ein, dass die Gruppe aber „immer so einen kleinen Moment verzögert (war), bis dann irgendeiner angefangen hat." In der Fortsetzung des Gesprächs hält der Lehrer fest, dass Pausen auch Musik und sehr wertvoll sind, womit er formales Musikwissen vermittelt und sich auf der Parson-Stufe 4, *style and form*, bewegt. Schließlich wagt einer der jungen Männer (diese haben bisher vor allem lockere Sprüche eingeschoben) noch zu sagen, dass er die Pausen manchmal etwas zu lang fand und es dann so klang, als ob da schon Schluss wäre. Nach einem weiteren kurzen Austausch in dieser Sache ist die Gruppe motiviert und bereit, nochmals zu singen und darauf zu achten.[6]

Die offen und in ebenso neugierigem wie ermutigendem Tonfall gestellte Frage des Lehrers „Und ...? Was meint ihr?" ist didaktisch produktiv gewesen. Sie hat den Diskussionsraum eröffnet und es ermöglicht, anstatt eines einengenden Blicks mit dem Bezug auf eine bestehende Norm oder auf einschlägiges Wissen, dieses vorerst zu aktualisieren, mit einem kurzen Input zu vertiefen, und das Urteil

---

[6]Für die ausführliche Beschreibung der gesamten Sequenz vgl. [15].

gemeinsam zu finden. Es wird im Diskurs und partizipativ generiert und ausdiskutiert. Der Lehrer hat mit seinem Vorgehen einen Prozess der Stufe 5, dem *autonomen Urteil,* initiiert.

Ästhetische Normen und Urteile *findet* man eher pro Person, pro Gruppe, Kultur, oder Zeitraum, als dass sie allgemein und überdauernd gelten würden. Den *Sinn* für Richtschnüre, das Wissen darum, dass solche existieren und man sie benötigt, man diese gemeinsam suchen, finden, befolgen und auch wieder variieren kann, diesen Sinn gilt es im Umgang mit Fehlern immer mit zu kultivieren.

Literaturangaben

[1]   Cada S, Spychiger M (2019) Fehlerkultur und Feedbackkultur. Ein wechselseitiges Verhältnis. In: Frankfurt in Takt. Magazin der Hochschule für Musik und Darstellende Kunst Frankfurt am Main. Schwerpunktthema Feedback und Kritik. 19(1):26-7

[2]   Fatke R (Hrsg) (2016) Jean Piaget: Meine Theorie der geistigen Entwicklung. Beltz, Weinheim (Erstausgabe 1970)

[3]   Flammer A (2008) Entwicklungstheorien. Psychologische Theorien der menschlichen Entwicklung. 4. vollst. überarbeitete Aufl., Huber, Bern

[4]   Herzog W (2002) Zeitgemäße Erziehung. Die Konstruktion pädagogischer Wirklichkeit. Velbrück Wissenschaft, Weilerswist

[5]   Klafki W (2007) Neue Studien zur Bildungstheorie und Didaktik. Zeitgemäße Allgemeinbildung und kritisch-konstruktive Didaktik. 6. erweiterte Aufl., Beltz, Weinheim

[6]   Kohlberg L (1981) The Philosophy of Moral Development. Essays on Moral Development Vol. 1. Harper & Row, New York

[7]   Oser F (1994) Zu-Mutung: Eine basale pädagogische Handlungsstruktur. In: Seibert N, Serve HJ (Hrsg) Bildung und Er-

ziehung an der Schwelle zum dritten Jahrtausend. Multidiszi-
plinäre Aspekte, Analysen, Positionen, Perspektiven. PimS,
München, 773-800

[8]   Parsons MJ (1987) How We Understand Art. Cambridge University, New York

[9]   Reichenbach R (1997) Bildung als Ethos der Differenz. In:
Koch L, Marotzki W, Schäfer A (Hrsg) Die Zukunft des Bil-
dungsgedankens. Deutscher Studien Verlag, Weinheim, 121-
41

[10]   Reichenbach R, van der Meulen N (2010) Ästhetisches Urteil
und Bildkompetenz. Zeitschrift für Pädagogik 56(6):795-805

[11]   Schmidt A (im Druck) When the Music Falls Apart. (Dis-)
Coordination in Pedagogical Wind Ensembles from an Edu-
semiotic Perspective. HfMDK Frankfurt am Main, Promoti-
onsschrift

[12]   Spychiger M (2008) Lernen aus Fehlern und Entwicklung
von Fehlerkultur. Konzeptuelle Grundlagen und programma-
tische Thesen für einen pädagogischen Umgang mit Fehlern.
Erwägen-Wissen-Ethik 19(3):274-82

[13]   Spychiger M (2013) Fehlerkultur als Beziehungssicherheit. Ei-
ne anerkennungstheoretische Betrachtung. In: Hake T (Hrsg)
Von der Herausforderung, die Lösung (noch) nicht zu kennen.
Entwicklungskonzepte für Menschen und Organisationen in
Zeiten rapiden Wandels. Carl Auer, Heidelberg, 139-61

[14]   Spychiger M (2019) Rhythmisch-musikalisches Lernen im
Lichte des Konzepts der Koordination. In: Zaiser D, Steffen-
Wittek M, Weise D (Hrsg) Rhythmik – Musik und Bewegung.
Transdisziplinäre Perspektiven. Transcript Verlag, Bielefeld,
195-216

[15]   Spychiger M (im Druck) Wieviel Mastery braucht Mystery? Überlegungen anhand einer Unterrichtsvignette aus einem gymnasialen Leistungskurs. In: Brunner G et al. (Hrsg)

Mastery oder Mystery? Musikunterricht zwischen Lehrgang und offenem Konzept. Helbling, Esslingen

[16]   Weimer H (1929) Psychologie der Fehler. 2. verbesserte Aufl., Klinkhardt, Leipzig

Dank

Meiner Mitarbeiterin Julia Wilke danke ich herzlich für das sorgfältige Korrekturlesen des Manuskripts und die wertvollen Hinweise zum zusammenhängenden Verständnis des Textes.

„Wie sag' ich's meinen Schülern?"
Hören – Beurteilen – Feedback geben

Jörg Meder / Ilse-Christine Otto /
Matthias Schubotz / Maria Spychiger

Feedback – das Rückmelden – ist im Unterricht ein so elementarer und scheinbar selbstverständlicher Bestandteil der pädagogischen Arbeit, dass es als professionelle Einzelkompetenz kaum Erwähnung findet.

Es sind aber durchaus große Herausforderungen, vor die Lehrende beim Feedback-Geben im Unterricht gestellt sind, vor allem dann, wenn kritisiert werden und Unerfreuliches kommuniziert werden muss. Pädagoginnen und Pädagogen sind in solchen Situationen meist allein. Sie schöpfen etwa aus ihrer Lebenserfahrung, lösen diese unangenehme Aufgabe mit gesundem Menschenverstand und Empathie. Sie machen es dabei oft gut – aber doch nicht immer und Hilfestellung für diese Aufgaben gibt es kaum.

In unserem Workshop sollte darum der Frage: „Wie sag' ich's meinen Schülern?" einmal besondere Aufmerksamkeit gewidmet werden. Ganz bewusst fokussierten wir uns dabei auf die Rückmeldung unangenehmer Botschaften. Anhand von Fallbeispielen aus dem gesangspädagogischen Arbeitsalltag wurden die Möglichkeiten des Feedback-Gebens praktisch erfahren, geübt, supervidiert und diskutiert.

Zusammenfassung der Erkenntnisse aus der gemeinsamen Arbeit im Workshop

Umgang mit Fehlleistungen

Fehler, oder auch Fehlleistungen, sind selbstverständliche und sogar hilfreiche Teile des Lernprozesses. Sie geben Aufschluss über den Lernstand und Orientierung für die Weiterentwicklung.

Es ist sinnvoll, bei Beurteilungen weniger in Kategorien wie „Gut"
und „Schlecht" oder „Richtig" und „Falsch" zu denken. Es sollte mehr
Wert auf das „Wie" einer Leistung gelegt werden.

Aufrichtigkeit

Um die Wucht einer schlechten Nachricht zu mildern, sind Feedback-
Gebende oft versucht, die Tatsachen abzuschwächen oder zu beschönigen.

Ein Drumherum-Reden kann aber eine unangenehme Nachricht weniger verständlich machen. Oft ist es sogar schwieriger, sie zu akzeptieren, wenn sie erst nach etlichem Lob für all das, was „schon gut
war", erfolgt. *„Wenn ich doch so gut gesungen habe, warum bekomme
ich dann keinen ersten Preis?"*

Hilfreiche Strategien

Es ist wichtig, die Botschaft sachlich eindeutig auszusprechen und
nicht darum herum zu reden oder zu beschönigen – sie den Schülern
zuzumuten.

Häufig passt es, die unangenehme Botschaft nach einer sehr kurzen
Einleitung sogar an den Gesprächsbeginn zu setzen. Beispielsweise
warten Kinder nach einem Vorsingen im Rahmen eines Wettbewerbs
oder einer Bewerbung auf das Ergebnis der Juryentscheidung. Dieses
Warten macht es vor allem Kindern schwer, sich vorher konstruktiv
auf ein Gespräch einzulassen. Die Frage danach steht wie ein Elefant
im Raum, bis sie beantwortet ist.

Zumuten

Das Zumuten war ein wichtiger Gegenstand der Übungen und der Diskussion im Workshop. Anstatt um die unangenehme Botschaft her-
umzureden, ist es für die Feedback-nehmende Person meistens eher
leichter, eine transparente Situation zu haben und darüber hinaus
implizit die Botschaft zu erhalten: „Ich traue es dir zu, damit zurecht
zu kommen, du wirst etwas daraus machen, du bist stark genug, dies

zu verkraften". In der Pädagogik heißt dieses Vorgehen „Zumuten, Zumutung, oder auch „Trust-in-advance", auf Deutsch „Vertrauensvorschuss": Ich weiß als Feedback-gebende Person ja nicht im Voraus, wie meine Botschaft aufgenommen wird. Aber ich habe Vertrauen in mein Gegenüber und dies wird durch mein Verhalten deutlich: *„Ich traue dir zu, dieses Feedback zu akzeptieren und zu verkraften!"*

Tatsächlich steigt so die Wahrscheinlichkeit, dass die Feedbacknehmende Person es sich selbst dann auch zutraut, umso mehr, als dass ich ihr dabei ja helfen werde, was zum nächsten Punkt überleitet, dem Pädagogischen Halten:

Halten

Die Schülerinnen und Schüler sollten sich nach den unangenehmen Botschaften *„gehalten"* fühlen. Die Botschaft sollte zu dem verbalen Anteil auch einen Beziehungsaspekt enthalten, der etwa bedeutet: „Ich lasse dich nicht allein mit diesem Ergebnis, ich begleite dich dabei, die Konsequenzen zu ertragen und suche gemeinsam mit dir nach einer Perspektive."

Das Vermitteln solch haltender Botschaften beruht wesentlich auf der Einstellung der lehrenden Person, ihrer Überzeugung, dass sie dies auch wirklich tun will. Solche Botschaften vermitteln sich sehr oft und wesentlich non-verbal. Sie drücken sich zum Beispiel in einer zugewandten Körperhaltung aus, in einem ruhigen, raumgebenden Blickkontakt, oder auch einfach im Zeit geben.

Körperhaltung / Körpersprache

Ein großer Teil der Botschaft wird durch Gestik, Mimik, im Blickkontakt, mit der Bewegung im Raum und der physischen Nähe oder Distanz übermittelt, auch mit dem Klang der Stimme, dem Sprechtempo und dem melodischen Verlauf des gesprochenen Wortes, Sprechpausen, Seufzen oder Lachen usw., also den nicht-verbalen Kommunikationsanteilen.

Authentizität

Die verbale wie non-verbale Art der Rückmeldung muss der Feedback-
gebenden Person entsprechen. Bei allen Ratschlägen sollte sie sich
selbst und ihrer eigenen Art und Weise im Umgang mit Schülerinnen
und Schülern treu bleiben.

Aushalten

Diese Gesprächssituationen sind nicht allein für Feedback-Nehmende
unangenehm. Die Lehrperson leidet dabei oft mit, dies ist Bestandteil
der Empathie. Sie muss aushalten, dass die Entscheidung dem Gegenüber nicht gefällt, die Schülerin oder der Schüler traurig, ärgerlich
oder wütend reagiert. Aushalten auch, dass sie selbst möglicherweise
an der Vorbereitung beteiligt war, also auch die eigene Arbeitsleis-
tung damit zu tun hat, einer Fehlleistung oder einem unerfreulichen
Ergebnis evtl. sogar zu Grunde liegt. Trotzdem muss die Kontrolle
ihrer Gefühle bewahrt bleiben, um die professionelle Rolle aufrecht
zu erhalten.

Persönliche Bindung

Besonders schwierig ist es, eine unangenehme Nachricht an Schülerinnen und Schüler zu überbringen, mit denen man bereits gearbeitet
hat, sie länger kennt und es eine persönliche Beziehung gibt.

Schwierig ist es auch, wenn in die Vorbereitung viel Kraft und Zeit
investiert wurde und gemeinsam intensiv daraufhin gearbeitet worden
ist.

Perspektive

„*Ich* (oder auch wir) sehen das *jetzt* so." Das ist eindeutig, lässt
aber die Möglichkeit zur Weiterentwicklung offen, lässt zudem Raum
für die möglicherweise unterschiedliche Sicht anderer auf die gleiche
Leistung.

Wichtig ist es, zu erklären, warum die Entscheidung so getroffen wurde, was der „Fehler" war oder warum die Leistung nicht ausreichte –

und schließlich der Ausblick, also das, was daraus folgen kann oder soll.

Vor dem Hintergrund eines Misserfolgs sollten neue Ziele gesetzt, gemeinsam besprochen und vereinbart werden.

Manchmal hilft es, sich gemeinsam eine Frist zu setzen und sich zu verabreden, dann noch einmal miteinander zu sprechen. Das schafft Zeit, einen Versuch zu starten, etwas zu verändern, wie es weitergehen soll. In der Zeit kann sich technisch und musikalisch zum gesetzten Ziel etwas ändern, aber auch in der inneren Haltung der Schülerinnen oder Schüler.

Psychogene Dysphonie und Aphonie

Bernhard Richter / Claudia Spahn

Einleitung

Unter psychogener Aphonie und Dysphonie werden Krankheitsbilder zusammengefasst, deren Hauptsymptom in einem völligen Versagen oder einer starken Einschränkung der Sprechstimmfunktion besteht und für deren Entwicklung psychologische Faktoren eine maßgebliche Rolle spielen. Die stimmliche Symptomatik kann von den Patientinnen und Patienten vor Beginn der Behandlung nicht willentlich beeinflusst werden. In der ICD-10-Klassifikation wird die Störung mit R49.1 (Aphonie) und F44.4 (Dissoziative Bewegungsstörung) kodiert. Bei der psychogenen Dysphonie ist eine diagnostische Abgrenzung zu sonstigen funktionellen und organischen Stimmstörungen wie beispielsweise der muscle tension dysphonia und auch der spasmodischen Dysphonie zu treffen [14]. Auch Zusammenhänge mit sonstigen funktionellen Körperbeschwerden sollten abgeklärt werden [vgl. 4, 9].

Begriffsbestimmung

Historie

Eine Störung des geordneten Zusammenspiels von Muskeln, Organteilen oder Empfindungen wurde bis ins 19. Jahrhundert als Hysterie bezeichnet. Dieser Begriff leitet sich von altgriechisch hystéra (Gebärmutter) her. Es wurde postuliert, dass sich das Störungsbild ausschließlich bei Frauen finden lässt. Ausgehend von Charcot und Bernheim, deren in französischer Sprache verfasste Publikationen Sigmund Freud ins Deutsche übersetzte, wurde im 19. Jahrhundert der Begriff der Hysterie durch „Dissoziative Störung" ersetzt [1, 2, 3]. Es wurde nun konstatiert, dass die Störung nicht nur bei Frauen, sondern auch bei Männern auftreten kann. Unter Dissoziation verstand Freud die Umwandlung (Konversion) abgewehrter Triebregungen in

Körpersymptome. Freud ging von einem Konflikt zwischen nicht zu-
gelassenen Wünschen und Phantasien aus, die in das Bewusstsein
drängen, und dem Bestreben, diese Wünsche nicht im Bewusstsein
zuzulassen.

Arthur Schnitzler, der nicht nur Schriftsteller und Dramatiker war,
sondern auch zu Beginn seines Berufslebens als Arzt praktizierte –
u.a. von 1888 bis 1893 in der Laryngologischen Klinik seines Vaters in
Wien –, verfasste im Jahr 1889 eine Abhandlung über das Phänomen
psychisch bedingter Aphonien anhand von sechs klinischen Fällen
[10]. Er bezeichnete die Störung als „Funktionelle Aphonie". Fast
hundert Jahre später subsummieren Luchsinger und Arnold unter
dem Begriff psychogene Dysphonie sowohl die Aphonie (hypo- und
hyperkinetische) als auch die Phonophobie (Stimmangst) und die Mo-
giphonie (Spastische Dysphonie) [7].

Aktuelle Bezeichnung

Die aktuell gebräuchliche Bezeichnung „psychogene Aphonie (engl.
psychogenic aphonia)" ist insofern unscharf, als dass unter dem Ober-
begriff „Psychogene Störungen" im Verständnis der Psychosomatischen Medizin unterschiedliche Störungsbilder zusammengefasst werden, wie sie in Tabelle 1 genannt sind.

Tab. 1: Psychogene Störungen im Verständnis der Psychosomatischen Medizin, nach Uexküll [13]

reactive Störungen bei körperlichen Erkrankungen (Coping)	posttraumatische Störungen
• Angst • Depression	• Anpassungsstörung • Akute Belastungsreaktion • Posttraumatische Belastungsstörung, z.B. bei sexuellem Missbrauch, Kriegserlebnissen etc.
psychosomatische Störungen	neurotische Störungen
• multifaktoriell • körperlicher Organbefund • psychische Aspekte maßgeblich	• Angststörungen • Dissoziative Störungen • Somatoforme Störungen (funktionell)

Anamnese

Neben der allgemeinen Anamnese (wann ist die Aphonie aufgetreten, ging eine Erkältung mit Heiserkeit voraus etc.), sollte nach Kiese-Himmel auch eine ergänzende störungsspezifische Anamnese erhoben werden [5]. Wie unten ausgeführt, wird im Freiburger Konzept zur Betreuung von Patientinnen und Patienten mit psychogener Aphonie dieser Teil der differenzierten Anamnese zeitlich erst nach Anbahnung der Stimme durchgeführt.

Diagnostik

Die *stimmliche* Diagnostik der psychogenen Aphonie ruht auf drei Säulen:

1. Beurteilung des Stimmklangs,
2. endoskopisch / laryngoskopische Untersuchung,
3. Palpation der perilaryngealen Muskulatur und des Mundbodens bei der Phonation.

Hinzu kommt als vierte Säule eine differenzierte *Psycho*diagnostik.

Die Verdachtsdiagnose ist dann zu stellen, wenn bei aphoner oder sehr behauchter Sprechstimme ein tonales Husten möglich ist. Auch Singen kann trotz aphoner Sprechstimme möglich sein.

In der endoskopisch-laryngoskopischen Untersuchung sind in der Regel keine Entzündungszeichen des Stimmlippenepithels zu beobachten. In der Stroboskopie findet sich häufig eine normale respiratorische und phonatorische Beweglichkeit der Stimmlippen. In Einzelfällen kann jedoch auch initial ein deutlich inkompletter Glottisschluss oder sogar eine Minderbeweglichkeit einer Stimmlippe imponieren, die möglicherweise durch laryngeale Fehlspannungen bedingt sind. Diese auffälligen Befunde sind bei normalisierter Stimmfunktion in der Kontroll-Laryngoskopie nicht mehr nachweisbar.

Bei der Palpation der Muskulatur ist häufig sowohl bei der Inspiration als auch bei der Phonation eine unwillkürliche, funktionell nicht notwendige Aktivierung bzw. Kontraktion der Mundbodenmuskulatur sowie der Hals- und Schultergürtelmuskulatur wahrzunehmen.

Für die *Psychodiagnostik* sollten Fachärztinnen oder Fachärzte für Psychosomatische Medizin bzw. Psychologinnen/Psychologen hinzugezogen werden. Die diagnostische Abklärung sollte sowohl im Hinblick auf psychische Störungen und Verhaltensstörungen als auch hinsichtlich zugrundeliegender psychosozialer Konflikte erfolgen. Das Symptom führt generell zu einer starken Beeinträchtigung der Kommunikation, weshalb viele Patientinnen und Patienten in hohem Maß unter ihrer Störung leiden. Gleichzeitig kann das Wegbleiben der Stimme auch davor schützen, Konflikte in der Kommunikation mit anderen zu erleben oder auszutragen. Die Symptombildung kann somit auch als Schutzreaktion verstanden werden. Nicht selten geht es bei den Patientinnen und Patienten um Konflikte in Beziehungen mit anderen Personen am Arbeitsplatz, in der Schule oder auch innerhalb der Familie.

Behandlung

Im Laufe der Medizingeschichte wurden sehr unterschiedliche Therapieansätze vorgeschlagen.

Arthur Schnitzler wendete in Anlehnung an Charcot/Freud und Bernheim/Freud die Methode der Suggestion und Hypnose an [1, 2, 3, 10]. Es wurden jedoch auch Therapieversuche mit iatrogen erzeugten Erstickungsanfällen (Muck'sche Kugel), Stromstößen und mit Oberflächen-Anästhesie oder auditiver Vertäubung beschrieben [7, 8].

Wolfram Seidner führte im Jahr 2002 eine Befragung bei 68 Phoniaterinnen und Phoniatern in Deutschland zur Frage durch, welche Therapie sie bei Patientinnen und Patienten mit psychogener Aphonie anwenden [11]. Die überwiegende Mehrzahl der befragten Ärztinnen und Ärzte hielten eine Sofortbehandlung für erforderlich (65), die meistens von ihnen selbst vorgenommen wurde, zum Teil auch von Logopädinnen oder Logopäden. Als therapeutische Maßnahmen der Sofortbehandlung wurden Übungen und Gespräche benannt. Nur in drei Fällen erfolgte die Sofortbehandlung durch Psychologinnen oder Psychologen. Nur etwa die Hälfte der Befragten hielt eine psychosomatische Diagnostik und Mitbehandlung in jedem Fall für notwendig.

Zum therapeutischen Vorgehen gibt es auch heute noch unterschiedliche Meinungen. Die Behandlungsmodelle unterscheiden sich hauptsächlich darin, wie psychologische und stimmtherapeutische Behandlungselemente kombiniert und in welcher Reihenfolge sie angewandt werden sollen.

Die Arbeitsgruppe um Seifert und Kollbrunner schlägt vor, die psychotherapeutische Diagnostik und Behandlung zeitlich und inhaltlich an die erste Stelle zu setzen [6, 12]. Ausgehend von einer konversionsneurotischen Auffassung des Symptoms besteht hier der Therapieansatz in einer primär psychologischen, vorzugsweise tiefenpsychologisch ausgerichteten Psychotherapie. Bei dieser Auffassung wird davon ausgegangen, dass das Symptom mit Bewusstwerden und Lösung der zugrundeliegenden psychologischen Konflikte verschwindet. An diesem vorwiegend psychotherapeutischen Ansatz wurde jedoch in den letzten Jahren zunehmend – insbesondere aus den Reihen der psychosomatischen Fachärztinnen und Fachärzte – Kritik geübt, da sich das Vorgehen in der klinischen Praxis nicht durchgehend bewährt. Die Patientinnen und Patienten leiden nicht selten auch trotz und unter psychotherapeutischer Behandlung an chronifizierten aphonen und dysphonen Symptomen.

In einem alternativen Ansatz kann in einem kombinierten stimmärztlichen und psychotherapeutischen Vorgehen patientenzentriert entschieden werden, ob eine stimmtherapeutische Maßnahme vorangestellt werden kann, die dem Patienten/der Patientin dazu verhilft, seine/ihre Stimme zurückzuerlangen.

In diesem Konzept (Freiburger Modell), welches wir in unserer Ambulanz in aller Regel anwenden, sind folgende Schritte vorgesehen:

1. Kurzes Anamnesegespräch – hierbei ist es neben dem Kennenlernen der Patientin/des Patienten, ihrer Persönlichkeit und Stimmungslage möglich, den typischen Stimmklang einer psychogenen Aphonie beim Zuhören zu identifizieren.

2. Stimmärztliche Untersuchung – Stroboskopie unter Einbeziehung der Singstimmfunktion in verschiedenen Tonlagen und Lautstärken.

3. Stimmübungen:

   a) Versuch der Stimmanbahnung mit Räuspern, tonalem Hüsteln.

b) Bei der Phonation erfolgt eine Palpation des Mundbodens (vgl. Abbildung 1).

c) Die Kopfposition wird unter Lockerung der Nacken- und Schultermuskulatur justiert (vgl. Abbildung 2).

d) Der Unterkiefer wird enspannt („Wie ein Karpfen") (vgl. Abbildung 3).

e) Die Lockerung des Unterkiefers erfolgt unter direktem visuellen Feedback in einem Spiegel (vgl. Abbildung 4).

Die Übungen werden jeweils nicht länger als 10-15 Minuten durchgeführt, dann erfolgt eine etwa 20-30-minütige Pause. Das Prozedere wird in der Regel wiederholt, bis die Stimme wieder da ist. Wenn dies nach drei bis vier Übungseinheiten bei der Erstvorstellung nicht erreicht werden kann, wird am Folgetag ein erneuter Therapieversuch unternommen.

Wenn die Stimme wieder normalisiert ist, wird direkt im Anschluss eine weiterführende Anamnese erhoben, in welcher nach dem aktuellen Befinden und psychosozialen Auswirkungen gefragt wird. In der Regel empfehlen wir den Patientinnen und Patienten eine weitere psychotherapeutische Betreuung, die fachärztlich bei uns am Institut oder mit Weiterempfehlung durch uns geleistet wird.

Nach drei bis fünf Tagen erfolgt immer eine Kontrolle, in welcher sowohl die Stabilität der Stimme beurteilt als auch nochmals explizit die Frage nach der psychotherapeutischen Mitbetreuung besprochen wird.

In der klinischen Praxis hat sich gezeigt, dass sich die psychotherapeutische Behandlung zwischen einer fokalen Psychotherapie mit einem oder wenigen Gesprächen bis hin zu einer längeren ambulanten Psychotherapie erstrecken kann. Die Behandlung durch den Stimmarzt/die Stimmärztin sollte die psychologische Grundbetreuung der Patientinnen und Patienten – auf dem Niveau der psychosomatischen Grundversorgung – immer mit beinhalten, um ein integriertes therapeutisches Vorgehen zu gewährleisten. In jedem Fall sollte immer begleitend die psychische Situation der Patientinnen und Patienten differenziert diagnostiziert, aufgefangen und unterstützt werden.

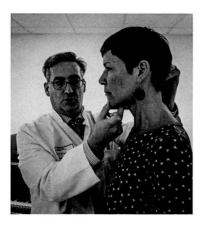

Abb. 1: Palpation des Mundbodens während der
Aus- und Einatmung
sowie der Phonation

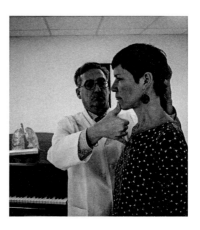

Abb. 2: Justieren der Kopfposition unter Locke-
rung der Nacken- und
Schultermuskulatur

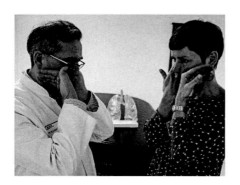

Abb. 3: Entspannung des Unterkiefers („wie ein Karpfen")

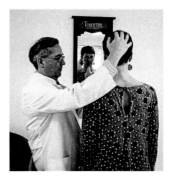

Abb. 4: Direktes visuelles
Feedback in einem
Spiegel

Literaturangaben

[1]   Bernheim HM (1887) De la suggestion et de ses applicati-
ons à la thérapeutique. Paris. Übersetzt von Freud S (1888)

Über die Suggestion und ihre Anwendung in der Therapie. Die Suggestion und ihre Heilwirkung. Leipzig/Wien

[2] Bernheim HM (1892) Hypnotisme, suggestion, psychothérapie. Études nouvelles. Paris. Übersetzt von Freud S (1892) Neue Studien über Hypnotismus, Suggestion und Psychotherapie. Leipzig/Wien

[3] Charcot JM (1886) Lecons sur les maladies du système nerveux. Band 3. Freud S (1886) Übersetzung mit Vorwort des Übersetzers und zusätzlichen Fußnoten unter dem Titel: Neue Vorlesungen über die Krankheiten des Nervensystems insbesondere über Hysterie. Leipzig/Wien

[4] Henningse P, Zipfel S, Sattel H, Creed F (2018) Management of functional somatic syndromes and bodily distress. Psychother Psychosom 87:12-31

[5] Kiese-Himmel C (2015) Klinisch-psychologische Bausteine in der Diagnostik funktioneller Dysphonien – eine Übersicht. Laryngo-Rhino-Otol 94:156-62

[6] Kollbrunner J, Menet AD, Seifert E (2010) Psychogenic aphonia: No fixation even after a lengthy period of aphonia. SWISS MED WKLY 140(1-2):12-7

[7] Luchsinger R, Arnold GE (1970). Handbuch der Stimm- und Sprachheilkunde: Erster Band: Die Stimme und ihre Störungen. 3. Aufl. Springer, Wien, New-York

[8] Muck O (1916) Heilungen von schwerer funktioneller Aphonie. Feldärztliche Beilage zur Münchner medizinischen Wochenschrift. MMW 63:441

[9] Roenneberg C, Sattel H, Schaefert R, Henningsen P, Hausteiner-Wiehle C (2019) Funktionelle Körperbeschwerden. MEDIZIN: Klinische Leitlinie Dtsch Arztebl Int 116:553-60; DOI: 10.3238/arztebl.2019.0553

[10]   Schnitzler A (1889) Über funktionelle Aphonie und de-
        ren Behandlung durch Hypnose und Suggestion. Wilhelm
        Braumüller, Wien

[11]   Seidner W (2002) Zur Diagnostik und Therapie psychogener
        Aphonien – Ergebnisse einer phoniatrischen Umfrage. Spra-
        che Stimme Gehör 26(1):3-5

[12]   Seifert E, Kollbrunner J (2006) An Update in Thinking About
        Nonorganic Voice Disorders. Arch Otolaryngol Head Neck
        Surg 132(10):1128-32

[13]   Uexküll T v (2002) Psychosomatische Medizin. 6. Aufl., Ur-
        ban & Fischer/Elsevier, München

[14]   Van Houtte E, Van Lierde K, Claeys S (2011) Pathophy-
        siology and treatment of muscle tension dysphonia: a re-
        view of the current knowledge. J Voice 25(2):202-7. doi:
        10.1016/j.jvoice.2009.10.009

„Die Kunst, einen Kaktus zu umarmen" – Herausforderungen der Pubertät

Mirko Döhnert

Kinder an der Schwelle zum Erwachsenenalter stellen für Eltern, Pädagogen, Mediziner und all die anderen Menschen, die sich mit ihnen befassen und auseinandersetzen, eine besondere Herausforderung dar. Sie verändern sich – körperlich wie geistig. Sie begehren auf, sie stellen etablierte Regeln in Frage, sie erstaunen uns mit neuen Ideen und Ansichten, sie hinterfragen unsere Prinzipien und Wertvorstellungen, manchmal kämpfen und befreien sie sich aus der wohlgemeinten und fürsorglichen Umklammerung der Erwachsenen und werden selbst erwachsen und autonom. Deshalb wird diese Phase der Entwicklung zuweilen auch zweite Autonomiephase genannt. Der geneigte Leser fragt sich jetzt sicher, welches dann die erste Autonomiephase ist. Sie ist identisch mit der sogenannten „Trotzphase" und ist der Versuch der Kinder im Alter von etwa zwei bis drei Jahren, sich aus der symbiotischen respektive exklusiven Mutter-Kind-Beziehung zu befreien und mehr Eigenständigkeit zu erlangen sowie im Prozess der Triangulierung zu weiteren Personen gleichberechtigte enge Beziehungen zu gestalten.

Die Autoren Claudia und David Arp haben im Titel ihres Ratgebers den schönen Vergleich gewählt, dass sich der Umgang mit pubertierenden Kindern manchmal anfühlt, als wollte man einen Kaktus umarmen [3]. Sie sind egozentrisch, impulsiv und launisch, herausfordernd, ablehnend, kritisch hinterfragend – eben stachelig wie ein Kaktus. Anliegen dieses Artikels ist es, etwas mehr Verständnis für die Situation dieser Kinder oder besser Jugendlichen zu entwickeln und zu mehr Gelassenheit, Zuversicht und Geduld im Umgang mit ihnen zu ermuntern.

Schon vor tausenden von Jahren beschrieben unsere Altvorderen die nachfolgende Generation mit sehr viel Ressentiments, Kritik oder gar offener Entwertung. Auf einer Tontafel der Sumerer von ca. 3000 v. Chr. ist zu lesen:

„Die Jugend achtet das Alter nicht mehr, zeigt bewusst
ein ungepflegtes Aussehen, sinnt auf Umsturz, zeigt keine
Lernbereitschaft und ist ablehnend gegen übernommene
Werte." [8]

In diesem Zusammenhang wird gern auch Sokrates (470-347 v. Chr.)
bemüht, der folgendes gesagt haben soll:

„Die Kinder von heute sind Tyrannen. Sie widersprechen
ihren Eltern, kleckern mit dem Essen und ärgern ihre Lehrer." [8]

Da sich offenbar eine gewisse Gesetzmäßigkeit im kritischen Verhältnis zwischen der Jugend und ihrer Elterngeneration zeigt, möchte
ich im Folgenden auf etablierte Ansichten der Entwicklungspsycho-
logie, der jüngst boomenden neurobiologischen Forschung und auf
praktische pädagogische Aspekte eingehen, die diese Regelhaftigkeit
erklären können und dem gleichzeitig Rechnung tragen.

Die sogenannte zweite Autonomiephase im Jugendalter wird auch als
Adoleszenz bezeichnet. Die frühe Adoleszenz (ca. 11/12 bis 16/17
Jahre) ist geprägt von Umbrüchen und massiven Veränderungen. Die
Entwicklungspsychologin Helen Bee spricht von „time of transition
and significant changes" [4]. Alte kindliche Muster funktionieren nicht
mehr und neue sind noch nicht vorhanden. Das Selbstbewusstsein der
Jugendlichen nimmt vorübergehend ab. Sie sind deshalb verletzba-
rer und kränkbarer. Depressive Symptome nehmen in dieser Zeit zu.
Insgesamt zeigt die Rate an depressiven Erkrankungen in dieser Le-
bensphase einen signifikanten Anstieg, insbesondere bei Mädchen [2].
Es zeigen sich einschneidende körperliche Veränderungen, die teilweise sehr verunsichernd wirken. Es steht der schmerzliche „Abschied"
von der Familie und der kindlichen Identität an. Nicht zuletzt nehmen die schulischen Herausforderungen enorm zu. Der Kinder- und
Jugendpsychiater Michael Schulte-Markwort nannte diese belaste-
ten Kinder und Jugendlichen kürzlich „burnout kids" und verfasste
ein gleichlautendes Buch über diese Problematik in unserer heutigen
Leistungsgesellschaft [14].

In der späten Adoleszenz (ca. 16/17 bis 20/21 Jahre) entspannt sich
die Lage etwas. Die Veränderungen werden integriert und konsoli-
diert. Helen Bee nannte diese Phase deshalb auch „time of consoli-

dation" [4]. Die jungen Erwachsenen schreiten in ihren Identifikationsprozessen voran. Die Persönlichkeit entfaltet und entwickelt sich. Die Konflikte nehmen ab und das Selbstbewusstsein nimmt wieder zu. Es werden erste sexuelle Paarbeziehungen etabliert und ausgestaltet. Schulabschlüsse werden erreicht und die Zukunftsperspektive wird geplant.

Für Eltern und Pädagogen ist die Zeit der Pubertät eine Gratwanderung. Es gilt, die schwierige Balance zwischen erforderlichen Regeln und Grenzen einerseits und sukzessiver Gewährung von Unabhängigkeit und Autonomie andererseits zu entwickeln und ständig neu zu justieren. Irritierend ist manchmal das Gefühl der Jugendlichen, einzigartig und besonders bedeutsam zu sein. Sie zeigen zuweilen ein hochriskantes Verhalten, sind aber auch gleichzeitig sehr unsicher und angreifbar. Die Erwachsenenwelt verliert an Bedeutung und die Jugendlichen orientieren sich vor allem in der peer group.

Die Befürchtungen vieler Eltern, dass sich ihre Kinder völlig verändern und zu anderen Menschen entwickeln, muss man jedoch relativieren. Die beiden hochangesehenen Wissenschaftler Avshalom Caspi und Terrie Moffitt fassen das wie folgt zusammen:

> „Lebenskrisen und Übergänge, inklusive Pubertät und Adoleszenz, akzentuieren eher bereits vorhandene Persönlichkeits- und Verhaltensmuster, als dass sie neue hervorbringen." [6]

Ein weiteres entwicklungspsychologisches Konstrukt, das im Zusammenhang mit Pubertät Erwähnung finden sollte, ist das Konzept der Entwicklungsaufgaben nach Havighurst [9]. Er geht davon aus, dass Menschen in verschiedenen Entwicklungsphasen spezifische Entwicklungsaufgaben zu bewältigen haben. Für die Zeit der Adoleszenz sind diese Aufgaben in der Abbildung zusammengefasst. Die Liste der Aufgaben der Jugendlichen erweist sich als höchst anspruchsvoll. Da geht es um Etablierung reifer Beziehungen, um Unabhängigkeit von den Eltern, um Vorbereitung auf Ehe, Familie und berufliche Karriere, um Entwicklung eines ethischen Systems und Etablierung von Wertvorstellungen sowie um Entwicklung von Geschlechtsidentität und Übernahme von Geschlechtsrollen. Allein letzteres ist ein „Mammutprojekt" und unterliegt gerade aktuell massiven Veränderungen. An dieser Stelle sei nur kurz auf die raumgreifende öffentliche Diskussion zu den sogenannten „gender"-Themen verwiesen. Geschlecht wird aktuell nicht mehr als binäres Konstrukt von männlich versus weiblich begriffen, sondern alle möglichen Abstufungen dazwischen sind möglich und denkbar.

Entwicklungsaufgaben in der Adoleszenz (ca. 12-18 Jahre) nach Havighurst

- Neue und reifere Beziehungen zu Altersgenossen aufbauen
- Übernahme der Geschlechtsrolle
- Akzeptanz des eigenen sich verändernden Körpers
- Emotionale Unabhängigkeit insbesondere von den Eltern
- Vorbereitung auf Ehe und Familie
- Vorbereitung auf die berufliche Karriere
- Ethische Haltungen und Werte erlangen
- Sozial verantwortliches Verhalten entwickeln

Abb. 1: Entwicklungsaufgaben in der Adoleszenz [9]

Neurobiologisch erfolgt in der Zeit der Pubertät eine grundlegende Neuorganisation des Gehirns. Etwas salopp gesprochen, hat der Spruch „Vorsicht Pubertät! Wegen Umbau vorübergehend geschlossen" durchaus eine gewisse Berechtigung. In den letzten zwei Dekaden wurde das sich entwickelnde Gehirn dank neuer technischer Möglichkeiten umfangreich beforscht. Nachdem das kindliche Gehirn offenbar ein relatives Überangebot an Übertragungsstellen zwischen Nervenzellen, sogenannten Synapsen, bereithält, kommt es im Jugendalter zu einem deutlichen Abbau dieser Verbindungen [3]. Im Sinne einer Optimierung werden vor allem jene Verbindungen beibehalten und Netzwerke ausgeformt, die häufig genutzt und regelmäßig gebraucht werden. Die graue Substanz des Gehirns nimmt ab und die weiße Substanz nimmt deutlich zu [7]. Letzteres bewirkt eine Verbesserung der Weiterleitung von Informationen zwischen den verschiedenen Hirnarealen. Eine Besonderheit beim Menschen ist das Phänomen, dass diese Entwicklung diskontinuierlich erfolgt, das heißt, diese Entwicklungsprozesse starten eher in hinteren Hirnarealen und frontale Areale entwickeln sich zuletzt [5, 12]. Diese frontalen Areale sind jedoch für so wichtige Funktionen wie Urteilsvermögen, Handlungsplanung und Impulskontrolle verantwortlich. Dieses Ungleichgewicht erklärt manche Besonderheiten im Verhalten der Jugendlichen. Die Areale, die unsere Gefühle (limbisches System) und Belohnungserleben (Reward-System) kontrollieren, gewinnen vorübergehend die Oberhand über das noch nicht ausgereifte frontale Kontrollsystem. Unkontrolliertes oder riskanteres Verhalten ist die Folge. Das muss aber nicht nur von Nachteil sein: Evolutionär hat dies offenbar einen Vorteil und befördert Autonomisierung und Verselbstständigung der Jugendlichen. Neue Erfahrungen sind so besser möglich und Entwicklung wird begünstigt.

Diese Prozesse werden einerseits biologisch und genetisch determiniert, andererseits spielen Umwelterfahrungen eine große Rolle. Jugendliche profitieren zum Beispiel von Lernerfahrungen im positiven emotionalen Kontext. Für den Musikpädagogen bedeutet das zum Beispiel, dass man zum Anfang einer Probe oder einer Unterrichtsstunde einige Zeit darauf verwenden sollte, eine positive Beziehung zum Jugendlichen und eine möglichst gute Grundstimmung zu etablieren. Jugendliche sind aber auch anfälliger für negative Erfahrungen. Drogenkonsum ist wegen seiner schnellen Effekte auf das bereits gut entwickelte Belohnungssystem ein Problem. Insgesamt ist zu konstatieren, dass die Adoleszenz eine entscheidende Phase in der Hirnreifung darstellt [5, 12].

Im Weiteren möchte ich zu einigen praktischen Aspekten im Umgang mit pubertierenden Jugendlichen kommen. Ein wichtiger Leitsatz im täglichen Umgang könnte zum Beispiel sein:

> „Der beste Weg zu innerem Frieden ist, nicht alles persönlich zu nehmen."

Pubertierende Jugendliche haben ein Gespür für die persönlichen Schwächen ihrer erwachsenen „Sparringspartner". Zahlreiche elterliche Kompetenzen werden gerade in dieser Phase der Entwicklung abverlangt: Ein manchmal abenteuerlich anmutender Spagat aus Kompromisskultur, Gelassenheit, Zuwendung aber auch Durchsetzungskraft ist notwendig, um den Alltag mit den Jugendlichen zu meistern.

Für besondere Problemlagen liegen mittlerweile auch wissenschaftlich gut evaluierte Beratungsangebote vor. So verdient das „Triple P"-

Programm besondere Erwähnung, da es auch konkrete Programme
für den Umgang mit Teenagern anbietet und gut untersucht ist [13].
Wichtige Leitsätze aus diesem Programm sind z.B.:

- Verbringen Sie Zeit mit ihrem Teenager.

- Gehen Sie gelassen mit Gefühlsausbrüchen um.

- Führen sie Familiensitzungen durch.

- Erwarten Sie keine Perfektion.

- Seien Sie nicht zu streng mit sich selbst.

- Achten Sie auf eigene Bedürfnisse.

Besonders empfehlen möchte ich an dieser Stelle auch das Engagement des dänischen Familientherapeuten Jesper Juul für eine Erziehung der Kinder, die diese auch respektiert und eine positive und zuversichtliche Haltung ihnen gegenüber vertritt. Zur Illustration seiner
grundlegenden Haltungen seien an dieser Stelle ein paar Zitate von
ihm erlaubt [11]:

> „Wenn die Kinder etwa zwölf Jahre alt geworden sind, ist
> es für Erziehung zu spät. Das sagen die Kinder uns auch,
> aber wir hören es meist nicht. Am Anfang drücken sie es
> sehr diplomatisch aus, doch wenn wir es nicht verstehen,
> müssen sie lauter werden, manchmal viel lauter. Oder sie
> sprechen mit ihrem Körper."

> „Ich benütze gerne den Begriff des Sparringspartners. Ein
> Sparringspartner bietet maximalen Widerstand und rich-
> tet minimalen Schaden an. Es ist für Jugendliche sehr
> wichtig zu wissen: Was denkt mein Vater? Was denkt mei-
> ne Mutter?"

> „Was unsere Kinder in der Pubertät von uns brauchen
> [...] ist eigentlich nur das: zu wissen, auf dieser Welt gibt
> es ein oder zwei Menschen, die wirklich glauben, dass ich
> o.k. bin. Das brauchen sie. [...] Doch das ist nicht unsere
> Tradition als Eltern. Wir verhalten uns eher wie Lehrer,
> sitzen mit einem Rotstift da und schauen, was noch nicht
> richtig ist."

> „Oft ist es anstrengend oder geradezu beängstigend, seine eigenen Wertvorstellungen zur Debatte zu stellen, doch lohnt es sich, diese Chance zu ergreifen. Nicht nur, um die Beziehung zu den Jugendlichen zu pflegen, sondern weil vieles in unserem Leben im Laufe der Zeit zur Routine erstarrt, die im Interesse aller dann und wann hinterfragt werden sollte."

Abschließend möchte ich noch einen generellen Blick auf die gerade heranwachsende Generation wagen, die im Rahmen der Shell-Jugendstudie regelmäßig zu ihren Haltungen und Werten befragt wird [1]. Diese Studie konnte z.B. zeigen, dass das Interesse an Politik (2002: 22%, 2019: 41%) und die Zufriedenheit mit der Demokratie (2002: 60%, 2019: 77%) stetig zunimmt. Werte wie „gute Freunde" (97%), „vertrauensvolle Partnerschaft" (94%) und „gutes Familienleben" (90%) sind dieser Generation wichtiger als „hoher Lebensstandard" (63%) und „Durchsetzung eigener Bedürfnisse" (48%). Die Autoren der Studie fassen die Ergebnisse folgendermaßen zusammen [1]:

> „Vor dem Hintergrund zahlreicher krisenhafter Entwicklungen und weltweiter Umbrüche erleben wir zurzeit, wie junge Menschen ihre Anliegen so deutlich zum Ausdruck bringen wie schon lange nicht mehr. Die Ergebnisse der Shell-Jugendstudie 2019 bestätigen dies und zeichnen ein differenziertes Bild einer Generation, die sich zu Wort meldet, die ihre Interessen und Ansprüche artikuliert – nicht nur untereinander, sondern auch gegenüber Politik, Gesellschaft und (künftigen) Arbeitgebern. Bereits im Jahr 2015 hatten viele Jugendliche ein größeres Engagement für politische und gesellschaftliche Themen gezeigt. Dieses Engagement verstärken sie inzwischen durch ein zunehmendes Umwelt- und Klimabewusstsein sowie eine generelle Achtsamkeit sich selbst und anderen gegenüber. Obwohl die Jugendlichen optimistisch in ihre persönliche und gesellschaftliche Zukunft blicken, sehen sie doch, dass es Zeit ist zu handeln. Ihre Botschaft an ältere Generationen ist: Wir bleiben zuversichtlich, aber hört auf uns und achtet jetzt auf unsere Zukunft!"

Der eingangs zitierte beinahe ritualisierte negative Blick der Altvorderen auf die junge Generation ist in Anbetracht des enormen Engagements der jungen Menschen der heutigen Generation für Frieden und eine sichere Zukunft zu hinterfragen. Sowohl die beispielhaft zu nennenden Demonstrationen gegen den Irakkrieg als auch das Engagement gegen Klimawandel und für mehr Nachhaltigkeit ist maßgeblich durch Schülerdemonstrationen ins öffentliche Bewusstsein getragen worden.

Das typische Verhalten von Jugendlichen in der Pubertät hat eine neurobiologische Grundlage und ist obendrein im Sinne der Weiterentwicklung und Autonomisierung sinnvoll. Eine zuversichtliche Haltung und eine gute Portion Gelassenheit auf Seiten der Elterngeneration ist gerechtfertigt und förderlich. Nicht zuletzt auch ein selbstkritischer Blick auf eigene „angestaubte" Wertvorstellungen und Haltungen könnte manchem Elternteil oder Pädagogen zu neuen Entwicklungsschüben verhelfen.

Literaturangaben

[1]   Albert M, Hurrelmann K, Quenzel G (2019) 18. Shell-Jugendstudie – Jugend 2019 – Eine Generation meldet sich zu Wort. Internet: https://www.shell.de/ueber-uns/shell-jugendstudie/_jcr_content/par/toptasks.stream/1570810209742/9ff5b72cc4a915b9a6e7a7a7b6fdc653cebd4576/shell-youth-study-2019-flyer-de.pdf

[2]   Angold A, Costello EJ, Worthman CM (1998) Puberty and depression: the roles of age, pubertal status and pubertal timing. Psychol Med. 28(1):51-61

[3]   Arp C, Arp D (2019) Und plötzlich sind sie 13 oder: Die Kunst, einen Kaktus zu umarmen. 44. Auflage, Brunnen, Gießen

[4]   Bee H (2000) The developing child. 5th edition, Pearson

[5]   Casey BJ, Jones RM, Hare TA (2008) The adolescent brain. Ann NY Acad Sci 1124:111-26

[6]   Caspi A, Moffitt TE (1991) Individual differences are accentuated during periods of social change: The sample case of girls at puberty. J Personality Soc Psychol 61(1):157-68

[7]   Giedd JN, Blumenthal J, Jeffries NO, Castellanos FX, Liu H, Zijdenbos A, Paus T, Evans AC, Rapoport JL (1999) Brain development during childhood and adolescence: a longitudinal MRI study. Nat Neurosci 2(10):861-3

[8]   Gilfert A (2012) 5000 Jahre Kritik an Jugendlichen – Eine sichere Konstante in Gesellschaft und Arbeitswelt. Internet: https://bildungswissenschaftler.de/5000-jahre-kritik-an-jugendlichen-eine-sichere-konstante-in-der-gesellschaft-und-arbeitswelt

[9]   Havighurst RJ (1953) Human Development and Education. David McKay, New York

[10] Huttenlocher PR, Dabholkar AS (1997) Regional differences in synaptogenesis in human cerebral cortex. J Comp Neurol 387(2):167-78

[11] Juul J (2020) Pubertät – Wenn Erziehen nicht mehr geht: Gelassen durch stürmische Zeiten. Penguin, München

[12] Konrad K, Firk C, Uhlhaas PJ (2013) Brain development during adolescence: neuroscientific insights into this developmental period. Dtsch Arztebl Int 110(25):425-31

[13] Ralph A, Sanders MR, Lindsay H (2006) Positive Erziehung für Eltern von Teenagern (Triple P – Positives Erziehungsprogramm). 2. Auflage, Triple P

[14] Schulte-Markwort M (2016) Burnout-Kids: Wie das Prinzip Leistung unsere Kinder überfordert. Knaur TB, München

Störung und Ermöglichung: Überlegungen zur Lehrer-Schüler-Eltern-Beziehung aus konstruktivistischer Sicht

Wolfgang Lessing

Ich möchte mit einer These beginnen: Das Lehrer-Schüler-Verhältnis hat, so postuliere ich, in der Instrumental- / Gesangspädagogik in den vergangenen Jahrzehnten zunehmend an Wichtigkeit gewonnen und kann in seiner Bedeutung für das Gelingen von instrumentalen / vokalen Lernprozessen kaum hoch genug eingeschätzt werden. Mit diesem Aufwuchs geht keineswegs eine geringere Wertschätzung des fachmethodischen Wissens und Könnens einher. Eher muss man sagen, dass alles, was aus gesangs- bzw. instrumentalmethodischer Sicht in einen Lehr-Lernprozess eingebracht werden kann, unweigerlich durch das Nadelöhr der persönlichen Beziehung zwischen Lehrkraft und Schüler gefädelt werden muss. Oder negativ formuliert: Auch das profundeste Fachwissen kann in einem pädagogischen Arbeitsbündnis keine Früchte tragen, so lange Störungen auf der Beziehungsebene unbearbeitet bleiben.

Diese These lässt sich auf verschiedenen Ebenen begründen. Ihren generellen Rahmen bildet die grundlegende Einsicht des pädagogischen Konstruktivismus, nach der es sich beim Lernen um „autopoietische", d.h. vom Lernenden selbst gesteuerte Prozesse handelt, auf die kein Außenstehender unmittelbar Zugriff hat. Auch das schlüssigste gesangs- bzw. instrumentalmethodische System muss mit der Tatsache leben, dass es von den Lernenden auf eine eigenwüchsige Art und Weise verarbeitet wird, die in hohem Maße durch die individuelle Lerngeschichte bestimmt wird. Was sich für Schülerin A stimmig in bisherige Erfahrungen einfügt, kann bei Schüler B auf Hemmungen stoßen, deren Ursachen ihm selbst möglicherweise verborgen sind. Lernende sind nun einmal, um es mit dem systemtheoretischen Vokabular Heinz von Foersters zu formulieren, keine „trivialen Maschinen", bei denen ein pädagogischer Input einen zuverlässig voraussagbaren Output produziert. Sie sind vielmehr „nicht-trivial", d.h. sie verarbeiten den Input nach Maßgabe ihrer jeweils unterschiedlichen und inkommensurablen Systemeigenschaften [3, S. 61 f. und 9, S. 55-65].

Die Tatsache der Nicht-Steuerbarkeit von Lernprozessen mag für Fachmethodiker unter Umständen eine bittere Pille darstellen. Dennoch darf sie in keiner Weise zu dem Eindruck verleiten, dass pädagogisches Handeln sinnlos sei. Nicht-Steuerbarkeit bedeutet noch lange nicht Beliebigkeit. Wir können als Lehrende zwar nicht das Lerngeschehen selbst steuern, aber wir können die Lernumgebung gestalten, die Lernprozesse *ermöglicht*. Und diese Lernumgebung wird in hohem Maße durch die Qualität der Lehrer-Schüler-Beziehung geprägt [vgl. 6, S. 258 und 7].

Bevor ich im zweiten Teil dieses Beitrags aufzeige, auf welche Werkzeuge Lehrende zurückgreifen können, um die Beziehung zwischen ihnen und ihren Schülerinnen und Schülern in den Blick zu bekommen und durch gemeinsames Handeln zu verändern, möchte ich die Dimensionen, auf die Lehrende *keinen* Einfluss haben, zunächst noch etwas genauer betrachten. Ich gehe dabei in drei Schritten vor. Zunächst werde ich das Lernwelten-Modell von Natalia Ardila-Mantilla [1] vorstellen, um dann auf den von Bettina Dausien konzipierten Begriff des „biografischen Lernens" [2] einzugehen. Die Bedeutung dieser beiden theoretischen Rahmungen für die Frage nach der Lehrer-Schüler-Beziehung (und dann auch nach der Lehrer-Schüler-Interaktion) werde ich anhand eines konkreten Fallbeispiels näher erläutern.

Das Lernwelten-Modell von Natalia Ardila-Mantilla

In ihrer qualitativen Interviewstudie „Musikalische Lernwelten erkennen und gestalten" untersucht Natalia Ardila-Mantilla am Beispiel der Musikschularbeit in Österreich unter anderem die Art und Weise, in der Lehrende an Musikschulen in ihrer Arbeit auf die Lernpotenziale außerhalb des Instrumental- / Gesangsunterrichts Bezug nehmen [1]. In ihrem auf der Basis von Interviews mit Lehrenden konzipierten „Lernwelten-Modell" zeigt die Autorin auf, dass Lehrende neben dem musikschulischen Instrumental- / Gesangsunterricht auf noch drei weitere Lernwelten rekurrieren, die „Lernwelt des Privaten" (mit ihren Unterkategorien „Üben", „familiäres Musizieren" und „Musikhören"), die „Lernwelt der Ensembles" sowie die „Lernwelt der

Auftritte" (vgl. Abbildung 1), wobei sie die Rolle dieser Lernwelten sowie ihre Einflussmöglichkeiten darauf unterschiedlich gewichten.

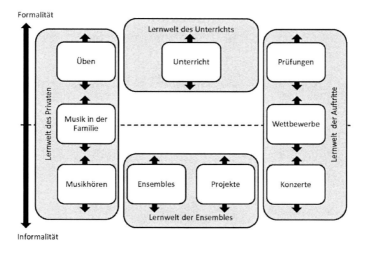

Abb. 1: Lernwelten-Modell [1, S. 316]

Jede dieser vier Lernwelten lässt sich unter formalen wie auch informellen Gesichtspunkten betrachten. Als formale Elemente lassen sich strukturierte Tätigkeiten verstehen, in denen das Lernen selbst im Zentrum steht, in denen sich vorbestimmte Lernziele erkennen lassen und die in einem definierten Zeitrahmen stattfinden. Informelle Elemente finden sich hingegen immer dann, wenn die beobachtbaren Lernaktivitäten nicht bewusst strukturiert sind, wenn sie in Situationen stattfinden, in denen es nicht primär um das Lernen selbst geht und wenn es in ihnen keine zeitliche Begrenzung des Lernens gibt.

Unabhängig von den sehr unterschiedlichen Gewichtungen, die die interviewten Lehrkräfte dem Bereich der Informalität zumessen, lässt sich sagen, dass der Gesangs- / Instrumentalunterricht innerhalb dieses Modells zweifellos als diejenige Lernwelt figuriert, die am stärksten durch formale Elemente gekennzeichnet ist, obgleich sich hier immer auch informelle Momente finden lassen (z.B. spontane Musiziersituationen). Ebenso weist auch die Lernwelt des Privaten, die im Vergleich zum Instrumentalunterricht insgesamt weniger formal gegliedert ist, in sich Momente auf, in denen eher formale oder eher informelle Aspekte überwiegen (das häusliche Üben kann stark formale Elemente enthalten, während das Musikhören eher eine informelle Tätigkeit ist).

Wenn man nun mit Natalia Ardila-Mantilla musikalisches Lernen als Aufeinandertreffen und Zusammenspiel unterschiedlicher Lernwelten begreift, die in je verschiedenem Ausmaß formale und informelle Aspekte aufweisen, dann wird man erstens akzeptieren müssen, dass die direkten Einflussmöglichkeiten der Instrumental-/Gesangslehrkräfte auf das musikalische Lernen der Schüler nur einen – wenngleich natürlich äußerst wichtigen – Teilbereich darstellen. Zweitens muss man sich der Tatsache stellen, dass auch die Lernwelt des Unterrichts selbst bei Lehrenden, die ihre Tätigkeit vorwiegend unter formalen Gesichtspunkten betrachten, immer auch informelle Momente aufweist, deren Zustandekommen sich nicht planen lassen (sonst wären sie nicht mehr informell).

„Biographisches Lernen"

Aber selbst bei den formalen (also strukturierten und zielorientierten Elementen des Unterrichts) kann sich eine Lehrkraft nie sicher sein, ob die intendierten Lernschritte auch so erfolgen, wie sie es beabsichtigt hatte. Das hängt damit zusammen, dass jegliches Lernen immer auch eine biografische Dimension besitzt, die sich dem direkten Zugriff von außen hartnäckig entzieht. Die Bedeutung dieser Dimension ist wohl für jeden einsichtig, der über einen längeren Zeitraum ein Instrument gespielt oder Gesangsunterricht genommen hat: Im Zuge des täglichen Übens werden wir alle immer wieder mit Phänomenen und Problemstellungen konfrontiert, die uns möglicherweise in lange zurückliegende Lebensphasen entführen. Ob es sich um bestimmte technische Aspekte handelt, an denen wir uns auch schon vor zehn oder fünfzig Jahren abmühten, ob es sich um das Gefühl eines plötzlichen „Durchbruchs" handelt, bei dem ein langjähriges musikalisches Problem plötzlich gelöst erscheint oder ob wir bei der Arbeit an einer bestimmten Phrasierung unvermittelt die Ermahnung eines früheren Lehrers zu hören glauben: Im Modus des Übens sind wir, ohne dass

wir uns das explizit bewusst machen müssten, auf eine sehr grundlegende Weise mit unserer Biografie verbunden. Das gilt natürlich für
jede Form des Lernens, ist aber vielleicht beim instrumentalen oder
vokalen Üben, bei dem wir jeden Tag aufs Neue unser Instrument
mit uns selbst in Kontakt bringen müssen, noch ungleich deutlicher
zu beobachten.

Elementare Kulturtechniken wie Schreiben, Lesen und Rechnen
müssen wir nicht täglich neu lernen, das Spielen einer Tonleiter,
das Aushalten eines Einzeltons, das pure Ein- und Ausatmen sind
jedoch Vorgänge, die wir mit jedem Übevorgang neu durchleben
und bearbeiten müssen. Und je intensiver wir uns den sich dabei
ereignenden Handlungen, Wahrnehmungen und Erfahrungen über-
lassen, umso stärker sind wir nicht nur mit unserem Körper, sondern
auch mit unserer Körpergeschichte verbunden, die in diesen gleichsam eingeschrieben ist. Jede Sensibilisierung unserer Wahrnehmung,
jedes plötzliche „Verstehen" eines körperlich-musikalischen Zusammenhanges ereignet sich vor dem Hintergrund unserer Lernbiografie,
die in jedem dieser kleinen Übe-Erfolge – und natürlich auch bei so
manchen Misserfolgen – ständig mit anwesend ist.

Instrumentales / vokales Üben kann daher als Musterbeispiel eines
„biografischen Lernens" [2] verstanden werden. Dieser Begriff meint
wesentlich mehr als die Trivialität, dass jedes Lernen notgedrungen
im Rahmen einer Biografie stattfindet. Er beleuchtet vielmehr ein
Lernen, in dem die Biografie selbst zum Thema wird.

Werfen wir vor dem Hintergrund eines derart verstandenen biografischen Lernens (das, wenngleich aus einer anderen Perspektive, ja
exakt jene „autopoietische" Selbststeuerung von Lernvorgängen fokussiert, von dem auch konstruktivistische Lerntheorien sprechen),
nun einen Blick auf jene institutionalisierten Lernformen, die unsere
Musikschulen, Musikhochschulen, Schulen, Universitäten und wahrscheinlich auch die Welt des privaten Einzelunterrichts prägen. Bettina Dausien hat hinter diesen Lernformen insgesamt vier sogenannte
„F(r)iktionen" erkannt, durch die – so ihr Fazit – die soeben beschrie-
benen biografischen Aspekte häufig unerkannt bleiben. Ich werde diese Lernformen kurz skizzieren und erläutern, inwieweit in ihnen die
biografische Dimension des Lernens ausgeklammert wird [2, S. 155 ff.].

Erste F(r)iktion: „Als pädagogisch Handelnde tun wir so, als ob wir wüssten, was Lernen ist." [2]

Lernsituationen, in denen, wie es kennzeichnend für das Lernen in Bildungsinstitutionen ist, formale Aspekte dominieren, sind gezwungen, aufgrund äußerlich sichtbarer Kriterien zu entscheiden, ob es in der betreffenden Situation zu einem Lernzuwachs gekommen ist oder nicht. Man denke an Lehrproben, wie sie an Musikhochschulen im Rahmen von Berufungsverfahren praktiziert werden. Die Bewerberin diagnostiziert in ihrem Probeunterricht ein bestimmtes Problem z.B. spieltechnischer Art und entwickelt einige Übungen, an deren Ende die Studentin das fragliche Problem dann bewältigt. Zwischen ihr, der Berufungskommission und möglicherweise sogar der Studentin herrscht Einigkeit, dass hier ein Lernprozess stattgefunden hat. Aber was wurde eigentlich gelernt? Weder wissen wir, ob die Studentin ihre in der Stunde gefundene „Lösung" zu Hause noch rekapitulieren kann (möglicherweise beruhte ihr Lernzuwachs auf einer gelungenen Imitation aus dem Moment heraus), noch ob sie die durch die Lehrkraft vorgegebenen Definitionen des Problems (inklusive dessen Lösung) überhaupt verstanden bzw. geteilt hat. Ob das nach außen hin als „Lernerfolg" deklarierte Ergebnis wirklich an den Lernhorizont und die Körpergeschichte der Studentin anzuknüpfen vermochte, bleibt im Dunkeln.

Zweite F(r)iktion: „Lehrende neigen dazu, als ‚Lernen' anerkannte Veränderungen bei den Lernenden als Folge ihrer [...] Intervention zu behandeln." [2]

Bleiben wir bei dem Beispiel der Lehrprobe: Scheinbar fraglos gehen Lehrkraft und Kommission davon aus, dass es die eigens entwickelten Übungen waren, durch die der (scheinbare) Lernerfolg zustande gekommen ist. Aber muss das zwangsläufig der Fall sein? Möglicherweise war die Studentin gegen Ende der Stunde einfach freier oder sie hat durch eine unbeabsichtigte Geste oder einen Nebensatz der Lehrkraft plötzlich etwas begriffen, was sie zu der erwünschten „Lösung" geführt hat. Die Wege des Lernens sind im wahrsten Sinne „eigensinnig" und folgen kaum je dem Skript der Lehrkraft. Diese Eigensinnigkeit hängt damit zusammen, dass alle äußeren Impulse – und dazu

zählen insbesondere die von der Lehrkraft vorgeschlagenen Problem-
definitionen sowie die zu ihrer Lösung angebotenen Lernwege – vom
jeweiligen Lernsubjekt ergriffen und bearbeitet werden müssen, wobei
die Art und Weise der Verarbeitung durch die interne Konstruktion
des Lerngegenstandes dominiert wird, die ihrerseits das Resultat der
bisherigen Lernbiografie ist und insofern bei jedem Lernsubjekt eine
andere Beschaffenheit aufweist.

Dritte F(r)iktion: Die Vorstellung vom Lernen beschränkt sich „auf den sozialen und zeitlichen Horizont der [...] dreiseitigen pädagogischen Situation." [2]

Formale Lehr-Lernsituationen sind dadurch gekennzeichnet, dass sie
zu einer bestimmten Zeit an einem bestimmten Ort stattfinden. Auch
ist eindeutig definiert, welche Akteure an diesen Situationen teilnehmen. Dieser Eindeutigkeit steht jedoch die Tatsache gegenüber, dass
die Lehr- und Lernprozesse, die sich innerhalb dieses Rahmens ereig-
nen, keinesfalls an diesen gebunden sind. Lernprozesse sind nie nur auf
die konkrete Unterrichtssituation zurückzuführen, sondern schließen,
wie bereits oben ausgeführt, an z.T. weit zurückliegende biografische
Ereignisse an.

Vierte F(r)iktion: Die Unterstellung, dass „der Bezug auf die ‚Sache' oder den ‚Lerngegenstand' ein gemeinsamer ist." [2]

Das, was eine Lehrkraft als „Lerngegenstand" definiert, wird von den
Schülern möglicherweise als etwas ganz anderes wahrgenommen. Ein
Beispiel: Eine Studentin spielt ein Werk, zu dem sie eine ganz besondere emotionale Beziehung hat und erwartet Hilfestellungen, die
ihr bei seiner Darstellung helfen. Für die Lehrkraft hingegen ist das
betreffende Werk in diesem Moment vor allem ein „Material", mit
dessen Hilfe sich ein bestimmtes spieltechnisches oder musikalisches
Detail gut lernen lässt. Diese unterschiedlichen Definitionen des Lerngegenstandes verweisen ebenfalls auf die Dimension der Biografie: Das
Werk, das in diesem Moment für die Lehrkraft eine primär instrumen-
telle Funktion hat, besitzt für die Schülerin eine Bedeutung, die auf
zurückliegende Hörerlebnisse verweist und insofern untrennbar mit
ihr und ihrer musikalischen Lerngeschichte verbunden ist.

Zusammenfassend lässt sich feststellen, dass formalisierte Lernprozesse, wie sie in Bildungsinstitutionen jeglicher Art zu beobachten sind, der Dimension des biografischen Lernens zunächst eher fremd gegenüberstehen. Wie wirksam diese Dimension aber gerade auch in formalisierten Lernumgebungen ist, wird deutlich, sobald man die Möglichkeit bekommt, die biografischen Hintergründe, die ein Schüler in den Unterrichtskontext mitbringt, etwas genauer zu rekonstruieren.

Fallbeispiel

Ich habe vor mehreren Jahren den „Fall Anna" vorgestellt, bei dem es mir genau um eine derartige Rekonstruktion ging [4]. Anhand dieses Falles versuchte ich offenzulegen, welche Aspekte des Unterrichts für eine 14-jährige Celloschülerin während ihres häuslichen Übens überhaupt noch präsent sind. Der Fall zeigt zum einen eindrücklich, auf welche Weise die formalen Impulse der „Lernwelt des Unterrichts" in die „Lernwelt des Privaten" übersetzt werden. Zum anderen lässt sich an ihm gut aufzeigen, in welcher Hinsicht diese Impulse durch die Schülerin biografisch bearbeitet werden und damit eine Gestalt annehmen, die von der intendierten Zielrichtung der Lehrkraft erheblich abweichen können. Ich zitiere einen Ausschnitt aus diesem Fallbeispiel. Wir begleiten Anna bei den ersten drei Minuten ihres täglichen Übens.

> „Fang am besten immer mit der Tonleiter an", hat Herr Müller gesagt, als er Anna neulich gezeigt hat, wie man üben soll, damit es wirklich was bringt. „Und hör Dir genau zu. Du kannst doch sauber singen. Und achte immer nur auf eine Sache, auf vieles gleichzeitig kann man sich nämlich nicht konzentrieren." In der Stunde macht Anna das Tonleiterspielen manchmal richtig Spaß. Herr Müller spielt oft ein paar andere Töne, die echt gut dazu passen. Und so richtig mitgehen tut er immer. Egal ob bei der Tonleiter oder beim Cello-Ensemble, das sie einmal im Monat mit noch zwei anderen zusammen machen. Aber hier, so allein im Zimmer, spürt Anna nichts mehr davon. Aus den Kopien starren ihr lediglich nackte Anweisungen

entgegen: „Vierter Finger nicht zu hoch! Immer den ganzen Bogen nehmen." Anna setzt mit der D-Dur-Tonleiter an. Die ersten zwei Töne bemüht sie sich noch, wirklich vom Frosch bis zur Spitze zu streichen. Doch irgendwie ist das anstrengend. Immer wenn sie zur Spitze kommt, klingt's plötzlich nicht mehr gut und sie spürt ihre Schulter. Sie erinnert sich dunkel, dass sie letztens geübt haben, wie man den Arm ausfahren muss, damit der Bogen nicht schief wird, aber so genau weiß sie das nicht mehr. Ab dem *fis* nimmt sie nur noch, wie üblich, ein bisschen Bogen. „In der Stunde kann ich ja dann mehr nehmen, wenn Herrn Müller das wirklich so wichtig ist", denkt sie.

Das Gleiche gilt übrigens auch für ihre Sitzhaltung. „Du sitzt immer so zusammengesunken da", hat Herr Müller neulich gesagt. „Stell Dir doch mal vor, Du bist eine Königin. Aufrecht und würdevoll sitzt sie auf ihrem Thron." Herr Müller hat immer so nette Bilder. Aber sie findet eigentlich dennoch, dass es niemanden etwas angeht, wie sie auf dem Stuhl sitzt. „Wenn's den Erwachsenen nicht passt, brauchen sie ja nicht hinzugucken." Und überhaupt: Gerade hinsetzen kann ich mich ja in der Stunde, das brauch ich nicht extra zu üben. Inzwischen ist sie fast am Ende der zweiten Oktave angekommen. Anna vergleicht, wie sie es gelernt hat, den 4. Finger mit der darunter liegenden leeren Saite. In der Tat, das klingt ziemlich falsch. Anna probiert ein bisschen und dann macht sie sich auf den Rückweg. Dabei fällt ihr Blick auf die Uhr. Zwei Minuten erst. Und was jetzt? Die neue Etüde? Neue Stücke sind immer so anstrengend. Nein, lieber doch erst *My heart will go on*, den Titelsong aus dem Film *Titanic*. Anna hat Herrn Müller vor drei Monaten gesagt, sie wolle endlich mal ein paar schöne Stücke spielen und da hat Herr Müller den Song für sie von der CD abgehört und aufgeschrieben. Anna hat das echt nett von ihm gefunden und eine Zeitlang richtig viel geübt, um das Lied zu lernen. Aber dann hat Herr Müller angefangen, die Musik wieder so schwierig zu machen, hat gesagt, dass man die kleine Note nach der Punktierung nicht so stark

spielen dürfe und dass sie die langen Noten bis zu Ende
aushalten müsse. „Wenn Du das so unrhythmisch spielst,
dann kann man das gar nicht mit Dir zusammen spielen."
Bitte, dann eben nicht. Anna spielt diesen Song sowieso
nur für sich. Wenn sie die Melodie spielt, dann taucht sie
immer wieder in den Film ein, sieht alles vor sich, vor
allem natürlich Leonardo DiCaprio. Im Grunde ist es ihr
nicht wichtig, ob jemand von außen das, was sie spielt,
nun schön findet oder nicht. Herr Müller sollte ihr zeigen,
wie die Noten und die Finger gehen und noch mehr so
coole Stücke für sie raussuchen. Muss man wirklich über
alles so viel reden? Annas Gedanken schweifen ab, ihre
Finger fahren automatisch über das Griffbrett ... noch 17
Minuten. [4, S. 7 f.]

Es ist deutlich zu sehen, dass die Lernwelt des Privaten, in der Annas
Üben angesiedelt ist, Herr Müllers Impulse auf eine ganz spezifische
Form überformt. Was als spieltechnische Hilfestellung intendiert war
(z.B. den ganzen Bogen zu nehmen), wird von ihr als Anweisung
eines Erwachsenen verstanden und nimmt damit den Charakter einer „Zumutung" an, die beim Üben nach Möglichkeit unterlaufen
wird. Auch wenn Anna im Unterricht gehorsam den ganzen Bogen
genommen und damit möglicherweise den Eindruck erweckt hat, etwas erfasst zu haben, hat anscheinend kein wirklicher Lernprozess
stattgefunden (vgl. F(r)iktion 1 und 2). Ferner zeigt der Blick in ihr
Innenleben, dass sie mit ihrem Cellospiel Ziele verfolgt, die mit denen
ihres Lehrers nur begrenzt kompatibel sind (vgl. F(r)iktion 4).

Dieser Übersetzungsprozess nimmt aber nicht nur den Weg von der
formalisierten Unterrichtssituation hin zur Lernwelt des Privaten,
sondern erfolgt auch in umgekehrter Richtung. Der Blick auf Annas
häusliches Üben enthüllt eine gewisse Impulsarmut (sie arbeitet ihre
Hausaufgaben eher ab, als dass sie aktiv ihren Lernprozess steuert),
die sich bis in die Unterrichtssituation hinein verfolgen lässt, dort allerdings auf eine spezifische Art und Weise verwandelt wird. Allem
Anschein nach nimmt Anna im Unterricht eine weitgehend passive
Rolle ein, was dazu führt, dass Herr Müller nun seinerseits als akti-
ver Gestalter hervortritt. Ihre folgsam-passive und seine mitreißend-
aktive Grundhaltung scheinen sich gegenseitig zu stützen und zu sta-
bilisieren, wodurch sowohl Herr Müller und Anna als auch mögliche

außenstehende Beobachter den Eindruck einer gelungenen (weil reibungsarmen) Lehrer-Schüler-Interaktion gewinnen können.

Mit diesem zuletzt angesprochenen Punkt sind wir nun auf der Ebene der Lehrer-Schüler-Interaktion angelangt. Obwohl Herr Müller allem Anschein nach einen methodisch kompetenten Unterricht gibt, kommen seine Hilfestellungen und Anregungen bei Anna nicht, oder zumindest nur partiell, an. Allem Anschein nach gelingt es ihm nicht, seine Impulse durch das eingangs erwähnte Nadelöhr der Lehrer-Schüler-Interaktion zu fädeln. Das ist vor allem deshalb bemerkenswert, weil diese Interaktion, so wie wir sie aus Annas Innensicht erleben, oberflächlich betrachtet keinerlei Anzeichen für tiefergehende Störungen erkennen lässt. Im Gegenteil: Anna mag Herrn Müller und lässt sich bereitwillig auf alles ein, was er zu sagen und anzumerken hat. Sie erkennt seine Einsatzbereitschaft (Arrangieren ihres Lieblingsstückes) ebenso an, wie sie sich von seiner spontanen Musizierfreude anstecken lässt.

Obschon also vermutlich weder sie noch Herr Müller ein unmittelbares Problem mit ihrer gegenseitigen Interaktion zu haben scheinen, ist doch unverkennbar, dass sich Lehrer und Schülerin in ihren Handlungen gegenseitig so aufeinander abgestimmt haben, dass weitergehende Lernprozesse eher verhindert denn verstärkt werden. Annas Passivität und Herr Müllers Impulsivität ergänzen sich systemisch zu einer gut funktionierenden Einheit, die gerade in ihrer vermeintlichen Reibungsfreiheit zentrale Dimensionen des Lernprozesses unberührt lässt.

Und damit komme ich nun zu den zu Beginn angesprochenen Werkzeugen, die Lehrende zur Verfügung haben müssten, um derartige Interaktionskonstellationen erkennen und bearbeiten zu können. Das Beispiel zeigt nachdrücklich, dass es eben nicht ausreicht, nach manifesten Beziehungsstörungen Ausschau zu halten, denn es kann mitunter gerade auch das Fehlen derartiger Störungen sein, was den Lernprozess behindert. Wie aber lässt sich etwas erkennen und bearbeiten, was den Beteiligten selbst nicht als Störung bewusst ist?

Hier bietet sich das „Werte- und Entwicklungsquadrat" des Kommunikationspsychologen Friedemann Schulz von Thun an [8, S. 36 ff.]. Mit diesem Quadrat versuchte Schulz von Thun einen Rahmen zu stiften, der den Interaktionsteilnehmenden eine Einsicht in die grund-

legenden Orientierungen ihres Handelns ermöglicht. Die Leitidee dieses Modells besteht in der Einsicht, dass die mit Entwicklungszielen
verbundene Wertestruktur prinzipiell mehrdimensional angelegt ist
(ebd.). Es reicht danach nicht aus, von Anna lediglich zu sagen, sie
sei „passiv", denn diese Passivität hat mehrere Gesichter. In einer
positiven Lesart kann man sie als ein bereitwilliges Sich-Einlassen
auf die Impulse ihres Lehrers verstehen. Allerdings schlägt diese Be-
reitwilligkeit ab einem bestimmten Punkt in etwas Negatives um.
Sofern sie kein Gegengewicht erhält, droht sie zu einer Impulsarmut
zu verkümmern, die den Lernprozess behindert. Aber auch dieses Gegengewicht hat zwei Gesichter. Auf der einen Seite kann man sagen,
dass es Anna an „Selbstverantwortlichkeit" mangelt. Dieser positive
Begriff kann nun aber seinerseits ins Negative umschlagen. Wer seine
Selbstverantwortlichkeit absolut setzt, entzieht sich unter Umständen
den Impulsen seines Gegenübers und behindert die gemeinsame Arbeit.

Um Annas Entwicklungspotenzial genauer bestimmen zu können, ist
es also sinnvoll, ihre gegenwärtige Position und die sich daraus ergebende Entwicklungsperspektive aus diesem mehrdimensionalen Be-
griffsfeld abzuleiten. Es entsteht dann folgende Entwicklungsrichtung:

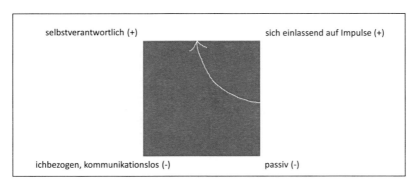

Abb. 2: Werte- und Entwicklungsquadrat (Selbstverantwortlichkeit)

Aber auch Herr Müller muss sich in Hinblick auf seine Entwick-
lungsperspektiven befragen lassen. Die Arbeit an der Lehrer-Schüler-
Interaktion geht zwar in aller Regel von den Lehrenden aus, doch das
bedeutet keineswegs, dass sie nur auf Veränderungen auf der Seite der

Schülerinnen und Schüler abzielen. Jede ernsthafte Arbeit an der gegenseitigen Interaktion setzt voraus, dass beide Seiten ihre Veränderungspotenziale erkennen. Von Herrn Müller haben wir erfahren, dass er aktiv-mitreißend zu agieren vermag. Doch dieser positive Wert kann auch zu einem Belastungsfaktor werden und zur Selbstdarstellung verkommen – zumal wenn eine Schülerin wie Anna ihm freiwillig die Bühne überlässt, da seine Initiative ihre von ihr selbst anscheinend als bequem empfundene Initiativlosigkeit zu befördern scheint. Ein Gegengewicht könnte hier in der Fähigkeit liegen, sich zurückzunehmen – ein Wert, der nun aber seinerseits ein negatives Vorzeichen bekommen kann, wenn er ins Extrem getrieben wird und den Charakter einer Selbstverleugnung annimmt. Es geht also nicht darum, dass Herr Müller seine mitreißenden Qualitäten einfach aufgibt, vielmehr muss er versuchen, sie mit einer Qualität des sich zurücknehmenden Raumgebens in Beziehung zu setzen:

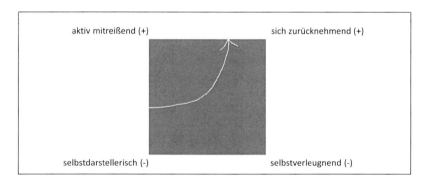

Abb. 3: Werte- und Entwicklungsquadrat (Selbstdarstellung)

Diese beiderseitige Beziehungsarbeit wird aber vermutlich nicht ausreichen, um Annas Passivität zu durchbrechen. Denn das Lernwelten-Modell macht uns deutlich, dass Annas Lernprozess nicht allein durch die unmittelbar anwesenden Personen geprägt wird. Da Annas Üben in der Lernwelt des Privaten stattfindet, sind mindestens ihre Eltern noch einzubeziehen. Von ihnen erfahren wir in dem zitierten Textausschnitt wenig – immerhin aber genug, um zu registrieren, dass Anna mit ihrem Üben tendenziell alleine gelassen wird. Das ist keineswegs ein Vorwurf an die Eltern. Schließlich könnte man geltend machen, dass von einer vierzehnjährigen Jugendlichen durchaus erwartet werden kann, ihr Üben selbsttätig in die Hand zu nehmen. Diese Argumentation läuft allerdings Gefahr, eindimensional zu werden: So lange es lediglich um die Frage „Alleine Üben" vs. „Üben mit den Eltern" geht, ist eine Entscheidung vergleichsweise unproblematisch. Anders verhält es sich jedoch, wenn man auch diese Fragestellung mehrdimensional ausdifferenziert. Dann hätte das „Alleine Üben" nämlich zwei Gesichter. Positiv steht es für Selbstständigkeit und Übernahme von Verantwortung. Allerdings kann dieses Ziel, wenn es nämlich absolut gesetzt wird, durchaus dazu führen, dass Anna schlichtweg alleine gelassen wird. Statt sie auf dem Weg in die Selbstständigkeit zu begleiten, wird sie in einen Zustand der Isolation versetzt. Ebenso bezeichnet das negative Zerrbild – die Überbehütung durch ein verordnetes gemeinsames Üben – nur die negative Spielart eines Kontinuums, dessen andere Seite durch den Wert der Anteilnahme positiv begrenzt wird. Das sich daraus ergebende Werte- und Entwicklungsquadrat sieht dann in Bezug auf Annas Eltern folgendermaßen aus:

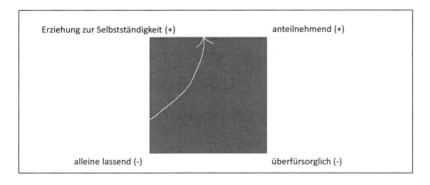

Abb. 4: Werte- und Entwicklungsquadrat (Selbstständigkeit)

Es ist deutlich zu sehen, dass die Arbeit an der Lehrer-Schüler-Interaktion in diesem Fall zugleich von einer Elternarbeit flankiert werden muss, durch die Annas Eltern die Möglichkeit erhalten, ihre Rolle im Rahmen des instrumentalen Lernprozesses ihrer Tochter zu finden. Auch wenn die Lernwelt des Unterrichts nur von zwei Personen – Anna und Herrn Müller – besiedelt zu sein scheint, so führt das Verwobensein der Unterrichtssituation mit anderen Lernwelten doch dazu, dass auch Personen die scheinbar abgeschottete Lernwelt des Einzelunterrichts bevölkern, die real nicht präsent sind. Das afrikanische Sprichwort, nach dem es eines ganzen Dorfes bedarf, um ein Kind zu erziehen, besitzt auch für die Dyade der Lehrer-Schüler-Beziehung Bedeutung (zu den Möglichkeiten und Perspektiven von musikschulischer Elternarbeit vgl. [5]).

Literaturangaben

[1]   Ardila-Mantilla N (2016) Musiklernwelten erkennen und gestalten. Eine qualitative Studie über Musikschularbeit in Österreich. LIT, Münster

[2]   Dausien B (2008) Lebenslanges Lernen als Leitlinie für die Bildungspraxis? Überlegungen zur pädagogischen Konstruktion von Lernen aus biographietheoretischer Sicht. In: Herzberg H (Hrsg) Lebenslanges Lernen. Theoretische Perspektiven und empirische Befunde im Kontext der Erwachsenenbildung. Peter Lang, Frankfurt/M., 151-74

[3]   Foerster H v (1992) Entdecken oder Erfinden – Wie lässt sich Verstehen verstehen? In: Gumin H, Meier H (Hrsg) Einführung in den Konstruktivismus. Piper, München, 41-88

[4]   Lessing W (2005) Anna – ein Einzelfall? In: Üben & Musizieren 2/2005, 6-12

[5]   Lessing W (2014) Eltern als Partner? Perspektiven elternpädagogischer Arbeit an Musikschulen in Zeiten von JeKI, Klassenmusizieren und Ganztagsschule. In: Busch B (Hrsg) Spielraum Instrument. Neue Studientexte zur Instrumentalpädagogik (Forum Musikpädagogik 117). Wißner, Augsburg, 117-41

[6]   Neubert S, Reich K, Voß R (2001) Lernen als konstruktiver Prozess. In: Hug T (Hrsg) Wie kommt Wissenschaft zu Wissen? Band 1. Schneider, Baltmannsweiler, 253-65

[7]   Reich K (2006) Konstruktivistische Didaktik – ein Lehr- und
       Studienbuch inklusive Methodenpool auf CD. Beltz, Wein-
       heim

[8]   Schulz von Thun F (2005) Miteinander reden. Band 2: Stile,
       Werte und Persönlichkeitsentwicklung. Differentielle Psycho-
       logie der Kommunikation. Rowohlt, Reinbek

[9]   Syfuß E (2010) Relation und Resonanz. Die Bedeutung des
       musikalischen Lernens für die Entwicklung der kindlichen
       Wirklichkeit. OLMS, Hildesheim

Wirkfaktoren für eine gelingende Stimmtherapie – Erörterungen und Wichtung bezüglich der Faktoren: „Patient – Therapeut – Beziehung – Methode"

BÄRBEL MIETHE

Die Thematik „Wirkfaktoren" im Kontext der Optimierung von Therapie- oder Lernergebnissen beschäftigt die Fachleute auf den Gebieten Pädagogik und Psychologie bereits seit vielen Jahren. Am bekanntesten sind wohl vor diesem Hintergrund die beiden großen Metastudien von Grawe (Psychologie) [1] und Hattie (Pädagogik) [2].

Auch auf dem Gebiet der Stimmtherapie darf somit die Frage gestellt werden, welche Wirkfaktoren für das Gelingen oder möglicherweise auch Nichtgelingen einer solchen relevant sind, wobei der Fokus auf die Faktoren Patient, Therapeut, Beziehung und Methode gelegt wurde. Gleichsam lässt sich die Betrachtung des Bedingungsgefüges eines Nichtgelingens oder einer Therapieerschwernis von Stimmtherapie recht gut in den übergeordneten Gedanken des Symposiums: „Harmonie – Dissonanz – Kritikkultur" einfügen. Dabei werden meine Erörterungen einerseits gestützt durch Aussagen zahlreicher Autoren und andererseits durch die Erfahrungen meiner nunmehr 35-jährigen Arbeit als Stimmtherapeutin.

Im Laufe meiner therapeutischen Tätigkeit habe ich mich auf die Behandlung der sogenannten „funktionellen Dysphonie" bei Erwachsenen spezialisiert und möchte daher in diesem Rahmen auch ausschließlich diese im Blick haben, da für primär organisch bedingte Dysphonien partiell andere Schwerpunkte, speziell hinsichtlich der Methodenauswahl, gesetzt werden müssen.

Für die Nichtkliniker: Funktionelle Dysphonien sind Stimmstörungen, inklusive der Palette unklarer Halssymptomatiken, bei denen sich in der HNO-ärztlichen Untersuchung kein organisches Korrelat erfassen lässt, abgesehen von den *sekundär* organischen Dysphonien, welche sich allerdings erst aus den *primär* funktionellen Dysbalancen entwickeln können.

Nach meinen Erfahrungen, und diese werden durch Ausführungen zahlreicher Praktiker bzw. Autoren bestätigt, spielen nämlich bei dieser Diagnose mehr oder weniger starke psychogene und psychosoziale Auslösedynamiken eine zentrale Rolle. Stellvertretend für diese „zahlreichen Autoren" möchte ich Jürg Kollbrunner zitieren, der als Psychologe seit vielen Jahren in der Phoniatrischen Abteilung des Inselspitals Bern tätig ist:

> „Funktionelle Stimmstörungen konsequent als psychosomatische Phänomene zu begreifen, bietet die Möglichkeit, den Patienten eine Hilfe auf ursächlicher Ebene anzubieten und so die therapeutische Arbeit mit ihnen für sie und die Therapeutinnen und Therapeuten fruchtbarer zu gestalten." [4, S. 17]

Aus dieser Einsicht ergeben sich nämlich im Therapiegeschehen eine ganze Reihe von Besonderheiten, welche jeder in der Stimmtherapie Tätige, gerade auch vor dem Hintergrund des „Gelingens oder Nichtgelingens" einer solchen, kennen und in die Therapiestrategie einbeziehen muss. Natürlich ist nicht jede funktionelle Stimmstörung solchermaßen psychogen determiniert, es handelt sich manchmal schlicht und ergreifend auch um „Stimmmissbrauch", z.B. nach durchzechter Nacht, nach dem Rockkonzert oder manchmal auch einfach bedingt durch Ungeschicklichkeiten bei der Eigenwahrnehmung und -steuerung. Aber um diese Patienten geht es an dieser Stelle explizit nicht, da sie einerseits zahlenmäßig vergleichsweise selten erfasst werden und andererseits in der freien Niederlassung, zumindest nach meinen Erfahrungen, auch eher wenig in Erscheinung treten.

Wirkfaktor Patient

Es ist wohl eine Basisweisheit, dass die Motivation des Patienten, Klienten, Schülers bereits eine zentrale Rolle für das Gelingen jedweden Therapie- bzw. Lernprozesses spielt. Im klinischen Bereich wird die Motivation der Patienten vor allem durch die Schwere der Störung und dem damit verbundenen subjektiv empfundenen Leidensdruck geprägt. Damit verbunden ist eine bestimmte Erwartungshaltung bzw. Hoffnung, welche auch Momente des berühmt-berüchtigten Placebo-Effektes enthalten kann, wodurch jeder Arzt oder Therapeut bereits einen hervorragenden Verbündeten erhält. Natürlich ist es auch nicht von Nachteil, wenn sich der Patient auf die therapeutische Beziehung einlassen kann, was bei psychogen determinierten Problemlagen durchaus nicht selbstverständlich ist. Hin und wieder kommt als erstes auch von den Betroffenen die Botschaft: „Ich weiß gar nicht, was ich beim Logopäden soll, ich muss doch nicht sprechen lernen!" Hier zeigt sich das in der Öffentlichkeit oft verbreitete Bild vom beruflichen Schaffen eines Logopäden / einer Logopädin, indem hauptsächlich die therapeutische Arbeit mit Kindern assoziiert wird, was die Berufsbezeichnung „Logopäde/in" allerdings auch nahelegt. Für die nahe Zukunft darf somit eine Diskussion hinsichtlich einer *adäquaten* übergeordneten Berufsbezeichnung angeregt werden.

Weitere mögliche initiale Therapieerschwernisse bestehen z.B. auch dann, wenn bereits eine oder mehrere Stimmtherapie/n absolviert wurde/n, bei denen sich der Sinn der Maßnahmen für die Betroffenen kaum erschlossen hat, oder bei einer Fixierung der Patienten auf ein organisches Geschehen als *ein* Merkmal psychosomatischer Erkrankungen, indem immer wieder auf erneute medizinische Untersuchungen oder Maßnahmen, wie z.B. das Verschreiben von Medikamenten, Magenspiegelung, CT, MRT, OPs etc. gedrängt wird.

Eine entscheidende Besonderheit, z.T. auch Therapiehürde auf psychosomatischem und damit auch stimmtherapeutischem Gebiet, kann jedoch das Phänomen des sogenannten primären bzw. sekundären Leidens- oder Krankheitsgewinns darstellen. Der primäre Leidens- bzw. Krankheitsgewinn lässt tiefergehende psychische Beschädigungen (z.B. emotionales Mangelerleben, Kränkungen, zwischenmenschliche Konflikte, Traumatisierungen) weniger schmerzhaft erleben [vgl. 4, S. 213].

Diesem Phänomen muss natürlich in der Stimmtherapie unbedingt Rechnung getragen werden, denn wenn man nicht *auch* ursächlich arbeitet (je nach Erfordernis), wird der Patient sein Symptom natürlich nicht so einfach hergeben, denn es hat auch Schutzfunktion! Dazu schreibt Kollbrunner:

> „Der Therapeutin erstes Ziel darf es also gerade nicht sein,
> gezielt und möglichst schnell das Symptom des Patienten

zu korrigieren, auch nicht wenn Vorgesetzte, die Kran-
kenkasse oder der Patient selbst danach drängen." [4, S.
264]

Damit lässt sich vielleicht erahnen, in welchem Spannungsfeld wir uns
als Stimmtherapeuten nicht selten befinden, denn natürlich drängen
alle genannten Personen oder Institutionen, ja letztendlich sogar auch
wir, die Therapeuten selbst, auf eine möglichst schnelle Oberflächen-
korrektur des Symptoms! Jedoch:

> „Auf therapeutische Versuche, das Symptom „wegzuneh-
> men" kann der Patient damit reagieren, dass er das Sym-
> ptom verstärkt, andere Somatisierungen entwickelt oder
> den Therapeuten wechselt." [ebd.]

An dieser Stelle sei kurz ein Schlüsselerlebnis in meiner therapeutischen Laufbahn geschildert: Als noch recht junge Therapeutin gelang
es mir, bei einem Kind Stimmlippenknötchen erfolgreich zu thera-
pieren. Der HNO-Arzt konstatierte, dass keinerlei Befund mehr zu
erfassen sei. Die Knötchen waren weg – das Kind nässte ein! Nicht
zuletzt dieses Erlebnis hat mich bewogen, mich etwas vertiefter mit
dem Gebiet der Psychosomatik bzw. der Psychogenität der funktionellen Dysphonie auseinanderzusetzen.

Darüber hinaus muss aber auch der sogenannte sekundäre Leidensgewinn einkalkuliert werden. Dieser besteht in der vermehrten Aufmerksamkeit und Schonung seitens der sozialen Umgebung, der sozialen Anerkennung eines vermeintlich organischen Leidens und der
Vermeidung potenziell konfliktreicher Auseinandersetzungen [vgl. 4,
S. 213].

D.h., wenn man Patienten überwiesen bekommt, bei denen die
Stimmstörung bereits seit Jahren besteht und aufgrund derer vielleicht sogar bereits eine Verberentung erfolgte, muss i.d.R. von einer
Chronifizierung ausgegangen werden, indem sich vor allem auch der
primäre und sekundäre Leidensgewinn fixiert haben. Das ist nicht
nur für den Patienten letztendlich eine wenig hilfreiche Situation
– auch gesamtgesellschaftlich gleicht es einem volkswirtschaftlichen
Desaster:

> „Ein Patient, dessen Somatisierungsstörung nicht erkannt
> wird, verursacht im stationären Bereich durchschnittlich

sechs Mal und im ambulanten Bereich sogar vierzehn Mal höhere Kosten als jene, die durchschnittlich pro Person in der Bevölkerung anfallen." [4, S. 187]

Dieses Dissonanz-Problem kann an dieser Stelle leider nur so stehen gelassen werden.

Wirkfaktor Therapeut

Der Therapeut ist für das Generalmanagement des therapeutischen Prozesses zuständig. D.h. er muss alle eben genannten etwaigen

- Therapiehürden erfassen,
- Therapiestrategien entsprechend ableiten und planen sowie eine
- tragfähige *Therapiebeziehung* aufbauen!

Folgende Regiemomente sind für die Entwicklung dieser Therapiebeziehung, landläufig auch als *Chemie* zwischen den Akteuren bezeichnet, relevant:

Setting

Dazu gehören prinzipiell alle bewusst und intuitiv vom Patienten erfassbaren Rahmenbedingungen einer Praxiseinrichtung bzw. der Therapie-Choreographie. Außer der Forderung nach hellen, freundlichen Therapieräumen erfährt man jedoch in der Literatur bei den bisherigen Darstellungen von Therapiekonzepten in der Stimmtherapie eher wenig über Aspekte des Settings, obwohl erwiesenermaßen die ersten Eindrücke hinsichtlich Gestaltung und Atmosphäre der Praxis mitentscheidend für den gesamten weiteren Therapieprozess sind.

Es bietet sich an dieser Stelle immer an, die eigenen Erwartungshaltungen und Gefühle zu erforschen, welche man selber hat oder beim Betreten der Räumlichkeiten einer Therapiepraxis hätte. Fühlt man sich angesprochen durch die Art der Einrichtung, den mehr oder weniger angenehmen Geruch in den Räumlichkeiten, die angemessene Reinlichkeit, den Pflegezustand der Grünpflanzen (so diese überhaupt existieren)? Wie verhält es sich mit der Geräuschhaftigkeit der Praxis (die möglicherweise keine Vertraulichkeit der Gespräche

zulässt)? Und während der eigentlichen Therapie: Wie ist die Sitz-
ordnung? Schafft sie eher Abstand, indem sich der Therapeut hinter
dem Schreibtisch verschanzt oder ist sie sogar zu nah, sodass sich
der Patient hinsichtlich des persönlichen Distanzbereiches bedrängt
fühlen könnte? Beides wird vermieden durch z.B. „das einander in je
45 Grad zugewandte Sitzen an der gleichen Seite eines Tisches". [3,
S. 55]

Erstkontakt

Auch hierbei ist es grundsätzlich von Vorteil, sich gedanklich auf die
„andere Seite" zu begeben, also einen Perspektivenwechsel vorzunehmen:

- Wodurch fühlte man sich bei diesem ersten Kontakt mit dem
  Therapeuten angenommen und gewürdigt?
- Wird man mit Familiennamen angesprochen (inkl. etwaigem
  akademischem Grad)?
- Wird man persönlich aus dem Wartebereich abgeholt?
- Wirkt die Person authentisch oder eher kühl-distanziert oder
  aufgesetzt?
- Macht der Therapeut einen kompetenten, satisfaktionsfähigen
  Eindruck?
- Gibt es einen freundlichen Blickkontakt?
- Sind Gestik, Mimik und Körpersprache wertschätzend und ein-
  ladend?

Und an dieser Stelle fügt sich eine m.E. sehr wichtige Forderung ein,
nämlich die nach dem

- *„Schlüsselreiz Stimme"* der Therapeuten für den *„tragenden
  Kontakt".* [5]

Krech fordert in diesem Zusammenhang, dass Therapeuten selber
über einen angenehmen und echten Stimmklang verfügen sollen, da
Persönlichkeit und aktuelle Haltung im Stimmklang gespiegelt werden und die Stimme damit den eigentlichen *„tragenden Kontakt"* im
Therapiegeschehen herstellt. [5, S. 86]

> „Die Stimme braucht zum Kontaktfinden weniger sachlichen Klang als den der Emotion. [...] hier angesprochen zu werden ist das Geheimnis des therapeutischen Erfolges." [ebd.]

Darüber hinaus bieten eine möglicherweise überhöhte mittlere Sprechstimmlage sowie wenig Resonanz (durch Angespanntheit, Heiserkeit, faukale Enge) seitens des Therapeuten den Patienten wenig hilfreiche physiologische Stimmmuster (funktionelles Hören, kinästhetischer Nachvollzug). Gleichsam fordert Krech, dass es sich beim Erstkontakt bereits um eine „Heilatmosphäre" für die Patienten handeln muss [5].

Übertragung – Gegenübertragung

Auch über die Phänomene „Übertragung" und „Gegenübertragung" (die Begriffe stammen aus dem Konzept der Psychoanalyse) sollten Therapeuten Kenntnis haben. Diese Phänomene bezeichnen mehr oder weniger bewusste Projektionen von Wünschen, Gefühlen und Einstellungen des Patienten auf die Therapeuten oder eben auch umgekehrt. Kollbrunner spricht hierbei von der „emotionalen Bürde, die Patient und Therapeut in ihr Verhältnis mitbringen". [3, S. 73]

Zum Beispiel kann eine ältere Therapeutin reflexhaft abgelehnt werden, wenn bei der Patientin in der Übertragung ein bestehender Mutterkonflikt existiert, indem unbewusst rebellisch, trotzig oder auch resignierend Widerstand gegen die kritisch-autoritäre Mutter in der vermeintlichen Gestalt der Therapeutin gezeigt wird. Die „ältere Therapeutin" kann aber gleichermaßen eine therapeutisch eher günstige Übertragungssituation gewährleisten, z.B. gegenüber dem männlichen Patientenspektrum, da i.d.R. die „romantische Übertragung" entfällt. Bei dieser Form der Übertragung – und leider auch hin und wieder Gegenübertragung (bei emotionaler und weiterer Bedürftigkeit seitens des Therapeuten) – kann die *Therapie*beziehung somit irreversibel beschädigt werden.

Pacing / Rapport

Diese Begriffe, aus der Neuro-Linguistischen Programmierung (NLP) stammend, bezeichnen die für eine gute Kontaktaufnahme notwendigen therapeutischen Verhaltensweisen im Sinne von „eine gemeinsame Schwingung erzeugen", „sich in die Welt des Anderen einfühlen", den Anderen spiegeln. Man kann auf verschiedenen Ebenen „pacen", z.B. mit „Körperhaltung, Mimik und Gestik, Atemrhythmus, Augenbewegung, Sprechweise, Stimmlage". [8, S. 153]

Dies ist in der Stimmtherapie besonders wichtig, da sich aus dem Pacing auch das „funktionelle Hören" [6] als Bestandteil des diagnostischen Prozesses ergibt. Darüber hinaus ist dieses Pacing in der Stimmtherapie auch im reziproken Sinn bedeutsam, indem der anfänglichen oder gewohnheitsmäßigen körperlichen Anspannung des Patienten die vom Therapeuten gesteuerte eigene entspannte Körpersprache, ruhiges Atmen, angenehm entspannte Stimmgebung und Sprechweise entgegengesetzt werden mit dem Ziel, dass sich der Patient durch diesen unbewussten, kinästhetischen Nachvollzug (Spiegelneuronen) bereits eutonisieren lässt. Meist kann bereits dadurch eine Entspannung bei den Betroffenen beobachtet werden.

Sobald eine Vertrauensbasis geschaffen ist, die Chemie also stimmt, spricht man von *Rapport* als ressourcenvolle, emotionale Verbindung:

> „Keiner hat das Gefühl, sich gegenüber dem anderen schützen zu müssen." [8, S. 271]

All dies wird schlussendlich bestimmt und gestaltet durch die Persönlichkeit der Therapeuten und dessen Kompetenzen, weshalb die Wirkfaktoren *„Therapeut"* und *„Beziehung"* praktisch kaum zu trennen sind!

Wirkfaktor Beziehung

Es besteht großer Konsens darin, dass die Beziehung den wirkmächtigsten Wirkfaktor darstellt. So schreibt Kollbrunner:

> „Das Wissen und die Fertigkeit zur Gestaltung derjenigen Art von Dialog, die den Patienten zur Beziehungsaufnah-

me einladen kann, ist der Hauptschlüssel zu erfolgreicher
therapeutischer Tätigkeit überhaupt." [4, S. 139]

Und auch Krech konstatierte in seinen Veröffentlichungen bereits vor
einem halben Jahrhundert:

> „Der Erfolg jeder Therapie hängt an der [...] Kontaktsi-
> tuation, also entscheidend an den zwischenmenschlichen
> Beziehungen." [6, S. 405]

Die entscheidenden Kriterien für die Beziehungsgestaltung sind somit
bereits unter dem Punkt *Wirkfaktor Therapeut* abgehandelt.

Wirkfaktor Methode

Auf den Gebieten der Pädagogik und Psychologie gab und gibt es immer wieder reichlich Grabenkämpfe darum, welche Methoden nun die
günstigsten für den Lern- oder Therapieerfolg sind. Im Bereich Psychotherapie werden in mancher Literatur allein 120 Therapiemetho-
den angegeben! Und auch auf dem Gebiet der Stimmtherapie erfassen
z.B. Kollbrunner oder Beushausen eine große Anzahl von Therapie-
methoden bzw. -konzepten.

Hier eine Auswahl einiger Methoden:

- Schlaffhorst / Andersen,
- Atemwurf-Kehlfederung nach Fernau-Horn,
- Kaumethode nach Fröschels,
- Akzentmethode nach Smith,
- Atemrhythmisch angepasste Phonation (AAP) nach
  Coblenzer / Muhar,
- Nasalierungsmethode nach Pahn,
- Funktionale Stimmtherapie nach Kruse.

Auch das Hallesche Konzept der von Hans Krech begründeten
Kombiniert-Psychologischen-Übungstherapie (kurz KPÜ) sei an
dieser Stelle kurz erwähnt. Dieses Konzept fordert die *Kombination* (!) von psychologischer Beeinflussung mit übenden Verfahren
und entspricht somit insbesondere dem Wesen funktioneller Dys-

phonien im psychosomatischen Kontext. Seitens der Psychologie erfolgte von Wolfart, welcher Erfahrungen mit der Behandlung der funktionellen Dysphonie gewinnen konnte, fast wortgleich ein halbes Jahrhundert später die Forderung nach einer „Kombinierten psychologisch-logopädischen Intensivtherapie". [10]

Die Wirkmächtigkeit von Methoden wird allerdings oft überschätzt! Oder um noch einmal mit Hans Krech zu sprechen:

> „Denn es erzielt nicht letztlich eine Methode, sondern immer entscheidend in der psychischen Einwirkung auf den Patienten – der Therapeut – den Erfolg." [6, S. 412]

Und diese „psychische Einwirkung" – diese Beziehungsarbeit ist Arbeit! Diese verlangt volle Konzentration auf den Patienten, d.h. neben dem Erfassen von dessen inhaltlichen Berichten und Botschaften auch das Erfassen der emotionalen Signale und Regungen und erfordert somit Präsenz sowie aktives Zuhören! Darüber hinaus sind Empathie, Akzeptanz und Authentizität Forderungen in jedweder Therapiearbeit [7]. Der Schweizer Therapieforscher Steiner fasst wie folgt zusammen:

> „Wer Routine hat, strahlt Sicherheit in seiner Rolle aus (personale Kompetenz), begründet sein Vorgehen (fachliche Kompetenz), benutzt Techniken (methodische Kompetenz) und ist emotional präsent (soziale Kompetenz)." [9, S. 27]

Um all den genannten Forderungen gerecht zu werden, unsere Arbeit also gut zu machen, und damit nähern wir uns dem Finale und dem Thema *Harmonie*, müssen wir vor allem auch Sorge dafür tragen, dass es uns selbst, den Therapeuten bzw. Pädagogen, gut geht, dass wir uns grundsätzlich wohl befinden. Dafür verantwortlich ist natürlich vieles, auch einiges, was wenig durch uns beeinflussbar ist. Beeinflussen hingegen können wir unsere *Selbstfürsorge*!

Die Selbstfürsorge entspricht inhaltlich i.d.R. genau denjenigen Beratungsinhalten, welche wir im Rahmen des Halleschen Konzeptes der Stimmtherapie, also der Kombiniert-Psychologischen-Übungstherapie (KPÜ) auch unseren Patienten „ans Herz legen". Einige Stichpunkte sollen hier stellvertretend angeführt werden:

- Selbstüberforderung vermeiden, realistische Zielstellungen entsprechend der Fallkonstellation formulieren!
- regelmäßig Ressourcencheck und Psychohygiene organisieren,
- auf Abgrenzungsverhalten / professionelle Distanz achten, Helfersyndrom vermeiden!
- die Fähigkeit zur Strukturierung, Hierarchisierung und Delegierung (must be, nice to have) ausbauen!
- generalstabsmäßig organisierte Auszeiten (mikro-, meso-, makromäßig) einhalten!

Darüber hinaus sind oft weitere Techniken aus Konzepten der Verhaltenstherapie hilfreich, wie z.B.:

- das Würdigen mindestens eines freudvollen Ereignisses am Tag bzw. 1x täglich Genuss empfinden oder/und Dankbarkeit verspüren (d.h. Fokus ändern!),
- sowie – ganz wichtig(!) – möglichst 3x pro Woche körperlich ausagieren!
- gedanklichen Radius / Horizont durch Beschäftigung mit z.B. Kunst, Kultur, Politik, Geschichte, Philosophie etc. erweitern (Raus aus dem Tunnelblick!),
- gute Gespräche führen (Stichwort Katharsis)!
- Flow erzeugen (z.B. Malen, Gartenarbeit, Wandern) und
- vielleicht auch einfach etwas weniger arbeiten!?!

Schlussfolgernd sei also, in Abwandlung des wohlbekannten Bibelzitats – und hier schließt sich der Kreis gänzlich – konstatiert:

Liebe deine Patienten (Schüler) wie dich selbst! Eine zentrale Voraussetzung für eine gelingende Stimmtherapie!

Literaturangaben

[1]   Grawe K et al (1980) Soziale Kompetenz II: Klinische Effektivität und Wirkfaktoren. Pfeiffer, München

[2] Hattie J, Zierer K (2016) Kenne deinen Einfluss! „Visible Learning" für die Unterrichtspraxis. Schneider Hohengehren, Baltmannsweiler

[3] Kollbrunner J (2017) Psychosoziale Beratung in Therapieberufen. Schulz-Kirchner, Idstein

[4] Kollbrunner J (2006) Funktionelle Dysphonien bei Erwachsenen. Ein psychodynamischer Therapieansatz. Schulz-Kirchner, Idstein

[5] Krech H (2011) Beiträge zur Sprechwissenschaft I. Ausgewählte Schriften zur Therapie von Stimm-, Sprech-, Sprach- und Atmungsstörungen. Herausgegeben von Eva-Maria Krech. Peter Lang, Frankfurt/M.

[6] Krech H (1959) Die kombiniert-psychologische-Übungstherapie. Wiss Z Univ Halle 8/1959:397-430

[7] Rogers CR (1985) Entwicklung der Persönlichkeit. Klett-Cotta, Stuttgart

[8] Rückerl T (1996) NLP in Stichworten. Das aktuelle NLP-Lexikon. Ein Überblick für Einsteiger und Fortgeschrittene. Junfermannsche Verlagsbuchhandlung, Paderborn

[9] Steiner J (2018) Ressourcen in der Logopädie. In: Steiner J (Hrsg) Ressourcenorientierte Logopädie. Perspektiven für ein starkes Netzwerk in der Therapie. Hogrefe, Bern, 11-30

[10] Wolfart M (2004) „Hast du noch Töne?" Psychologische Aspekte der Ätiologie, Diagnostik und Therapie der gestörten Stimme. In: Zimmermann S, Iven C, Maihack V (Hrsg) Hauptsache Stimme! Neues aus Praxis und Forschung zur Diagnostik und Therapie von Stimmstörungen. Prolog, Köln, 91-117

„Create your own calm" – Achtsamkeit und Selbstfürsorge als Teil der Professionalität

SILKE HÄHNEL-HASSELBACH / JENNY HUBER / MICHAEL KROLL / NORINA NAREWSKI-FUCHS

Psychohygiene, Selbstfürsorge und eine individuell passende Achtsamkeit sind wichtige Aspekte für Profis, die sich selbst als Arbeitsinstrument nutzen, die mit einer persönlichen Ausstrahlung andere (und sich) begeistern (sollen). Professionelle Pädagogen und andere mit psychisch besonders anspruchsvollen Berufen (wie Musiker) oder Lebenssituationen sollten diese Form der Arbeitssicherheit systematisch kultivieren. Dieses Kapitel fasst vier Durchgänge eines Workshops zusammen, der einen Überblick anbot und anregen wollte, diese Professionalität fest im Alltag zu verankern, im besten Fall bevor gesundheitliche Probleme es erforderlich machen.

Ziel einer selbstfürsorglichen Kultur ist, im Alltag Belastungsfaktoren sensibel zu erfassen, sich auszutauschen, zum Beispiel zur Nähe-Distanz-Regulation: Was lasse ich wie nah an mich heran? Was nehme ich mir zu Herzen? Was stört meinen Schlaf? Wie hoch sind meine Ansprüche und warum? Wie verankere ich gegebenenfalls bessere Selbstfürsorge im Alltag? Ohne (auch) dies optimieren zu wollen, denn auch psychologische Fragen können überbewertet werden und stressen, wenn sie zu viel Raum erhalten.

Im Team näherten wir uns gemeinsam mit dem Publikum diesem Thema. Zur Einstimmung nutzten wir die Möglichkeit der TED-Abstimmung mit einigen auf unser Publikum zugeschnittenen Fragen. Dabei hatten alle Teilnehmenden die Möglichkeit, sich selbst einzuschätzen und anschließend auch zu sehen, wie man innerhalb der Workshop-Gruppe steht. Zur Veranschaulichung folgen einige exemplarische Fragen inklusive Ergebnisdarstellung (Abbildung 1).

Im Folgenden erläuterte Michael Kroll die inhaltlichen Schwerpunkte des Workshop-Themas aus psychiatrischer und psychotherapeutischer Sicht:

123

8. „Ihr Akku ist fast leer."
Welche der folgenden Aussagen trifft auf Sie am ehesten zu?

1. Kenne ich nur von meinem Handy.
2. Ist, gefühlt, mein ständiger Begleiter.
3. Ich habe häufiger das Gefühl, dass mein Schlaf nicht gut ist, weil ich mir zu viel aufhalse.
4. Von guten Freunden habe ich im letzten Halbjahr mehrfach zu hören bekommen, dass ich gut auf mich Acht geben soll, weil ich recht gestresst wirkte.

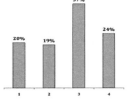

6. Auf einer Skala von 0-10: In den letzten 7 Tagen lag mein Stresslevel bei:

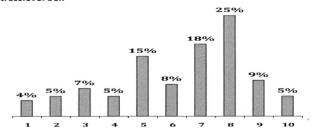

9. Wenn bei mir mal was nicht rund läuft, ...

1. ... dann finde ich das okay, als einen Teil von mir.
2. ... dann bin ich häufig zu streng mit mir / ärgere mich zu lang darüber.
3. Ich behandele mich dann wie eine/n wichtige/n Freund*in und schaue fürsorglich, wie ich die Situation für mich passend mache.

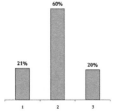

Abb. 1: Exemplarische TED-Fragen mit Auswertung aus einem Workshop-Durchgang

Ziele von Selbstachtsamkeit / Selbstfürsorge / Psychohygiene / Gelassenheit

Selbstfürsorge und Psychohygiene – oder wie auch immer Sie es nennen mögen – gehören zur Professionalität und sollten einen festen Platz im Alltag haben, zur Routine werden. Würden Ihre wichtigen Angehörigen sagen, dass Sie dies ausreichend (oder sogar gut?) berücksichtigen? „Gelassenheit", „Zufriedenheit" oder „Balance innerhalb der Komfortzone" können – aus der Vielfalt der in diesem Zusammenhang wichtigen Begriffe – als Orientierung angesehen werden. Christina Berndt [2] hat in „Zufriedenheit" die Literatur zur Glücksforschung übersichtlich zusammengefasst, vor allem, warum Zufriedenheit ein sinnvolleres Ziel ist als Glück und dass Glück am ehesten möglich ist, wenn man nicht danach strebt. Camus warnte:

> „Du wirst nie glücklich werden, wenn Du weiter danach forschst, woraus das Glück besteht. Du wirst niemals leben, wenn Du nach dem Sinn des Lebens suchst." [vgl. 2]

Selbstfürsorge kann als Kultivierung entsprechender persönlicher Aspekte gesehen werden, die besonders darauf achtet, dass der Alltag sich nicht durch einen (weiteren) Aspekt der Selbstoptimierung verdichtet. Ein Mangel an Selbstfürsorge führt häufig zur Entfremdung von sich selbst und zu psychosomatischen Beschwerden bis hin zum Burnout.

Burnout – und auch Boreout – vermeiden

Bei der Erhebung der beruflichen Belastung von Musiklehrerinnen und -lehrern, Chorleitern und Chorleiterinnen, Logopädinnen und Logopäden und ähnlichen Berufen kann davon ausgegangen werden, dass diese Professionellen eine besondere berufliche Herausforderung gesucht haben und Boreout, also Langeweile und Unterforderung durch zu viele Routinen, vermeiden wollten. Viele dürften sich bewusst gewesen sein, dass damit eine psychische Belastung einhergehen kann, teilweise zudem mit einer unsicheren finanziellen Perspektive. (Eventuell wurden manche sogar von ihrem Umfeld gefragt, ob sie dies *wirklich* wollen.) Hinsichtlich des Umgangs mit Anstrengung dürfte wenigstens ein Teil dieser Gruppe den besonderen Reiz der stetigen persönlichen Entwicklung als Zufriedenheitsfaktor, der häufig ein Grenzgang zur Überlastung ist, suchen, unterstützt auch durch intrinsische Verstärker wie das Flow-Erleben [9]. In der Multi-Options-Gesellschaft können und müssen sich moderne Menschen begrenzen. Äußere Strukturen und Taktungen werden oftmals als verdichtet wahrgenommen.

Silke Hähnel-Hasselbach und Norina Narewski-Fuchs vermuteten, dass sich viele Studierende, Schülerinnen und Schüler nicht so viele Gedanken über die zu erwartenden psychischen Belastungen machen, wenn sie den Beruf des Musikers anstreben. Viele machen ja ihr Hobby, das sie oft in frühster Kindheit entwickeln, zum Beruf. Als Pädagoge im Einzelunterricht stellt man sich sein Leben möglicherweise nicht so anstrengend vor. Bei Gruppen- oder Klassenunterricht sieht es vielleicht anders aus. Viele glauben im jungen Alter sowieso, immer ausreichend Kraft zur Verfügung zu haben. Dazu kommt oft auch ein Hang zum Idealismus. Motto: „Warum soll die möglicherweise schwierige finanzielle Aussicht gerade mich betreffen?" Dem Wunsch, Berufsmusiker zu werden, geht häufig ein langer prägender Weg des Übens und der Liebe zum Musizieren voraus. So entwickelt sich die Entscheidung über einen langen Zeitraum. Die bereits investierte Energie, erreichte Erfolge und die hohe Motivation stehen den rationalen Überlegungen eventueller finanzieller und psychischer Belastungen gegenüber.

Ergänzend zu konkreten Hilfsangeboten kann auch institutionell präventiv berücksichtigt werden, persönliche Warnsignale von Erschöpfung und Überlastung zu erkennen.

> „Seit Ende 2013 fordert das Arbeitsschutzgesetz explizit die Berücksichtigung der psychischen Belastung in der Gefährdungsbeurteilung. Das heißt: Alle Unternehmen und Organisationen müssen auch jene Gefährdungen für ihre Beschäftigten ermitteln, die sich aus der psychischen Belastung bei der Arbeit ergeben." [5]

Selbstständige sind häufig besonders gefährdet, wenn sie wenig Handlungsspielraum sehen und ein Ungleichgewicht zwischen Einsatz und Output entstehen kann (effort-reward-imbalance). Kleinschmidt und Unger beschreiben mit der Burnout-Spirale, wie Überlastung zunehmend zur Entwicklung klassischer depressiver Symptome führen kann, über Schmerzen, Schlafstörungen und Reizbarkeit, Konzentrationsschwierigkeiten, Mehrarbeit, Rückzug letztlich zum Vollbild der Depression führen kann [8]. Mirriam Prieß stellt in „Burnout kommt nicht nur von Stress" anschaulich dar, dass wir uns fragen sollten, ob wir mit dem Stress, den wir uns machen, unbefriedigte Bedürfnisse aus der Kindheit zu kompensieren versuchen [10].

Maßgebliche Faktoren des seelischen Gleichgewichts, der individuellen Komfortzone, die dieser Überlastung entgegenwirken können, sind:

1. Beziehungen als „sozialer Anschluss", an andere und (auch darüber) sich selbst sowie auch als Liebe für den Partner, die Familie oder Haustiere. Halt und Geborgenheit gebende Beziehungen sind lebenslang am wichtigsten für die psychische Gesundheit. Deshalb kann man sich fragen, ob man sich im Alltag dafür ausreichend Raum nimmt.

2. Stimmigkeit, „Kohärenz" („zusammenhängen"), entsprechend des Salutogenese-Modells von Antonovsky [1] mit den Kernelementen: Verstehbarkeit, Machbarkeit, Sinnhaftigkeit, also dass unsere Lebensentwürfe zu uns passen, wir unsere Herausforderungen bewältigen können und dadurch

3. Selbstwirksamkeit erleben. Dazu gehört in helfenden und pädagogischen Berufen auch, dass nicht alle Aktivitäten und Angebote zu Erfolgen führen und dass die Ziele entsprechend realistisch gesteckt werden.

4. Resilienz, die seelische Widerstandskraft, als ausgeglichener Stresshaushalt. Dazu gehören auch die von J.K. Rowling genannten Faktoren der Krisen-Kompetenz (Fallen und Aufstehen zu lernen [12]) und durch eigene Hobbies und Lebensräume die Außenwelt dosiert wahrzunehmen, wie in einer Schutzblase.

5. Last not least: Dankbarkeit als Haltung und Blick auf das Leben. Man kann für vieles dankbar sein, angefangen mit dem Blick im Alltag für das allzu Selbstverständliche (Serendipität), oder sich durch ein Gedankenexperiment etwas Wichtiges entziehen („mentale Subtraktion" [3]). Wenn wir uns zum Beispiel vorstellen, dass ein wichtiger Mitmensch erkrankt, werden wir

demütiger und erkennen, wie fragil unsere vermeintliche Normalität ist. (Die Corona-Pandemie schärft diesen Blick.)

Alexandra Reinwarth hat das bekannte Gedankenspiel, was sie ändern würde, wenn sie nur noch ein Jahr zu leben hätte, fein aufgearbeitet. Kreative „Anker" als Erinnerungen im Alltag können uns helfen, uns immer wieder mit unseren Werten in Verbindung zu bringen, um nicht wie ferngesteuert kopflos Programme abzuspulen [11].

Überhaupt ist unser Blick auf unser Leben für unsere Zufriedenheit maßgeblich, und zwar deutlich vielschichtiger als das Bild vom halb vollen oder leeren Glas vermittelt. Der sozialwissenschaftliche Begriff „Narrativ" verdeutlicht, dass unser Selbstbild sehr davon abhängig ist, welche Aspekte unserer Biographie wir wie erinnern und erzählen. Der Nobelpreisträger Daniel Kahneman empfiehlt, sich die positiven Lebenserfahrungen ausreichend zu vergegenwärtigen. Mit der „Fokussierungsillusion" beschreibt er unseren Denkfehler, dass wir uns mit Bedeutung überfrachten: „Nichts im Leben ist so wichtig, wie Sie denken, während Sie darüber nachdenken." [6]

Dobelli beschreibt außerdem, dass wir meist überschätzen, wie andere über uns denken, wenn wir uns schämen. Viele von uns haben einen fleißigen „Inneren Kritiker" und „Inneren Antreiber" (Wie heißen Ihre?). Glücklich kann sich schätzen, wer sich selbst auch ermutigen kann, ohne dass dies unbedingt explizit erfolgen müsste [3].

Dobelli hält die überzogene Forderung, möglichst authentisch zu agieren, für eine „Falle", die zu beruflicher Überforderung beitragen kann. Er plädiert – umgekehrt – für „selektive Authentizität" als Teil der gelungenen professionellen Nähe-Distanz-Regulation, diplomatisch zu agieren, ähnlich wie es für Außenminister sinnvoll sei. Allzu selbstverständlich wird von Künstlern und Pädagogen ein sehr hohes persönliches Engagement und Begeisterungsfähigkeit gefordert. Volker Kitz betont: „Feierabend! Man muss für seinen Job nicht brennen." [7]

Norina Narewski-Fuchs betonte, dass das Thema der selektiven Authentizität für Künstler ein immer wieder herausfordernder Balanceakt ist. Ist es doch schon schwer genug, den Kontakt zur inneren Stimme zu finden und zu erhalten, auch unter dem immer größer werdenden Konkurrenzdruck in diesem Beruf und den vielen lauten Stimmen im Außen. So ist es gerade beim Singen von großer Wichtigkeit authentisch zu sein, um das Publikum in der Seele zu berühren und in Resonanz zu gehen („Musik fängt dort an wo die Worte enden" – Goethe).

Deshalb kommen wir auch im Gesangsunterricht unvermeidlich mit unseren (auch tieferen) Emotionen in Berührung. Es ist unmöglich, Stimme und Stimmung voneinander zu trennen. Die Einflüsse der Emotion sind so eng mit der Stimmgebung verknüpft, dass Sprecher/innen und Sänger/innen nur schwer verbergen können, wie die eigene emotionale Lage ist. In der künstlerischen Darbietung ist es schwer zu regulieren, welche Emotion für die Hörenden erkennbar sein soll und welche nicht. Je professioneller ein/e Sänger/in oder Sprecher/in ist, desto sicherer kann er/sie dies steuern. Diesen Lernprozess zu unterstützen, ist Aufgabe der Gesangslehrerinnen und -lehrer. Dazu sind neben dem handwerklichen Knowhow eine hohe Sensibilität und großes Einfühlungsvermögen nötig, um dem Schüler/der Schülerin einen geschützten Rahmen zum Ausprobieren seiner/ihrer Möglichkeiten zu bieten und ein vertrauensvolles Verhältnis herstellen zu können. Durch die so entstandene emotionale Nähe ist ein professioneller Umgang damit erforderlich. Darum ist es für Lehrer/in und Schüler/in (!) wichtig, die eigenen Grenzen zu kennen und diese auch zu wahren.

Michael Kroll führte weiter aus, dass zum stetigen Tarieren aktuell sinnvoller Belastungen die Kompetenz gehört, sich sinnvoll abzugrenzen, „Nein" sagen zu können. Nein-Sagen kann als Variante der Nähe-Distanz-Regulation dem Hinweis von Viktor Frankl folgen:

> „Zwischen Reiz und Reaktion gibt es einen Raum. In diesem Raum haben wir die Freiheit und die Macht, unsere Reaktion zu wählen. In unserer Reaktion liegen unser Wachstum und unsere Freiheit." [zitiert nach 13]

Persönliche Be- und Entlastungsfaktoren berücksichtigen

„Create your own calm", die persönliche Gelassenheit zu entwickeln und zu kultivieren, betont als Motto die Herausforderung, sich fortlaufend mit den persönlichen Be- und Entlastungsfaktoren zu befassen. Ein ehrlicher Umgang mit sich selbst und unter Freunden bzw. in der Partnerschaft erlaubt die Auseinandersetzung mit Themen, die (unnötig) viel Energie kosten („Energievampire") bzw. ermöglicht es, den Energiequellen im Alltag den nötigen Raum zu geben, wie zum Beispiel der Mittagsruhe. Wenn wir reflektieren, wie sich unser Stress zusammensetzt, können wir dadurch bereits (auf der Meta-Ebene) eine innere Distanzierung erreichen. Wir fühlen uns dann weniger ausgesetzt.

Scheinbar ohnmächtig ausgesetzt zu sein, ist ein Burnout-Faktor. Auf der Meta-Ebene sind wir aktiv und ausreichend distanziert. Zum Beispiel kann man unterscheiden, ein Gefühl zu haben oder das Gefühl zu sein. (Bei der Defusion (De-Fusion) lösen wir diese Vermengung sinnvoll auf.) Wenn man sich Stress zumutet, hilft es, sich die Motivationslage zu vergegenwärtigen, vielleicht auch, dass man privilegiert ist, sich überhaupt damit befassen zu können. Will man sich gezielt entwickeln? Oder jemand anderem gerecht werden? (Im schwierigen Fall möchte man Anerkennung von den Eltern oder den Autoritätspersonen aus dem Alltag, die man wie die Eltern behandelt, suchen oder nachholen [vgl. dazu 14].)

Ein sehr häufiger Stressor ist die menschliche Neigung, bei Unklarheit eher zu handeln als innezuhalten, kurz Aktionismus. Teilweise liegt dies daran, dass unser „schnelles System 1" (entsprechend der Einteilung von Daniel Kahneman [6]), unsere Emotionalität, anspringt, ohne dass unser „langsames System 2", unser rationales Denken, eine Chance hatte, einen Beitrag zu leisten. (Holm Friebe empfiehlt mit seinem Büchlein die „Stein-Strategie". Wie so häufig bei der Selbstfürsorge, geht es um die passenden Mittel. Für Menschen mit Antriebsminderung kann Bewegung und Aktion wichtig sein [vgl. 4].

Um den Workshop auch mit ganz praktischen Anteilen zu bereichern, berichteten die Workshopleiterinnen, was für sie persönlich zur Selbstfürsorge gehört:

Norina Narewski-Fuchs: Neben der Musik, die mich täglich im Berufsalltag begleitet, habe ich die Malerei für mich entdeckt. Da ich keinen professionellen Anspruch daran stelle, ist sie ein guter Gegenpol zur Professionalität im Beruf. Die Leichtigkeit, die ich beim Malen fand, versuchte ich auch auf die Musik zu übertragen. Auf diesem Weg habe ich auch die Ukulele für mich entdeckt. Damit bin ich meinem Kindheitswunsch, Gitarre spielen zu können, gefolgt. Sie hat mich mit ihrem Charme und ihrer Unkompliziertheit sofort begeistert. Aus purer Freude habe ich täglich geübt und sie auch bald in meinen Unterricht mit einbeziehen können. Die Ukulele ist ein echter Glücksbringer! Sie ist klein, oft farbenfroh, preiswert, schnell zu lernen und unprätentiös. Außerdem regt sie als Begleitinstrument zum Singen an, was mir als Gesangspädagogin besonders gefällt!

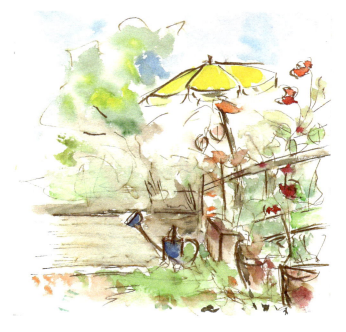

Abb. 2: „Unser Garten" (Norina Narewski-Fuchs, 2013)

Silke Hähnel-Hasselbach: Einen Weg, mich zu entspannen und zu regenerieren, habe ich im Tanzen, speziell im themenbezogenen Improvisationstanz, gefunden. Neben der Bewegung in Verbindung mit Musik, ermöglicht mir das Tanzen eine Achtsamkeit für meinen momentanen körperlichen, mentalen und seelischen Zustand. Der Tanz ist für mich ein passendes Mittel, um aus dem persönlichen Hamsterrad auszusteigen und mit großer Freude mein Gleichgewicht zwischen Körper, Geist und Seele auszubalancieren.

Eine vergleichbare Methode zur Selbstwahrnehmung und Selbstfürsorge habe ich mit dem *Bodyscan* gefunden. Er führt mich in einen Zustand der Ruhe und Entspannung. Dieser ermöglicht mir eine hohe Konzentration und Fokussierung, auch auf den Ist-Zustand meines Befindens.

Gerade in zur Verausgabung neigenden Berufen ist es zum Erhalt von Gesundheit, Kreativität und Intuition sehr hilfreich und wichtig, Möglichkeiten der Selbstfürsorge für sich zu finden und regelmäßig zu pflegen. Da es uns in angespannten Arbeitsphasen mitunter unmöglich erscheint, noch zusätzliche Zeit einzuplanen, möchte ich Sie ermuntern, die folgende Bodyscan-Übung in ihre Arbeit einzubeziehen! Ob als Warm-Up im Chor, in Fortbildungen, als Eisbrecher für Gesprächskreise oder als Energiespender während einer Teamsitzung – die Übung wird ihre regenerierende Wirkung sowohl für die Anleitenden als auch für die Teilnehmenden entfalten!

Auch für unseren Workshop mit dem Anspruch und Wunsch nach Praxisarbeit im Plenum, habe ich den Bodyscan gewählt. Im Folgenden werde ich diesen beschreiben und eine mögliche Abfolge der einzelnen Schritte nennen.

Übung Bodyscan von Silke Hähnel-Hasselbach

Die Übung besteht im Wesentlichen aus sechs Phasen:

1. Vorbereitung
2. Erste Fokussierung
3. Erste dynamische Phase – Unterkörper
4. Zweite Fokussierung
5. Zweite dynamische Phase – Oberkörper
6. Abschließende Fokussierung

1. Vorbereitung: Als Vorbereitung wird der Körper gestreckt und gelockert. Danach reiben wir in relativ schnellem Tempo entspannt unsere Hände aneinander. Es entsteht ein Wärmegefühl wie zwischen zwei Heizplatten.

2. Erste Fokussierung: Eine Hand wird nun vorne, die andere Hand mit dem Handrücken auf die Körpermitte hinten gelegt, sodass sie sich gegenüberliegen. Dazwischen nehmen wir unser Körperzentrum wahr. Wir spüren der Wärmeabstrahlung und unseren Empfindungen dabei nach: Wie geht es mir? Wie fühlt sich mein Körper gerade an?

3. Erste dynamische Phase – Unterkörper: Nun richtet sich die Aufmerksamkeit auf unsere Füße. Dafür werden sie massiert und bewegt. Die sich einstellende Wärme, Vitalisierung und Entspannung kann dabei helfen, die mentale Wahrnehmung der Körperteile zu erleichtern und ein Hineinspüren zu unterstützen.

Nach diesem Prinzip werden in der Folge auch die weiteren Körperregionen bearbeitet. Je nachdem, wieviel Zeit wir uns dafür nehmen möchten, können Partien zusammengefasst werden oder einzelne Regionen separat Aufmerksamkeit erhalten. Ein Hinspüren erfolgt möglichst zu dem Körperteil, welches gerade im Fokus des Übens steht. Wir arbeiten uns von den Füßen nach oben bis zum Becken, über Waden, Schienbeine, Knie und Oberschenkel.

4. Zweite Fokussierung: In dieser zweiten Fokussierungsphase gehen wir genauso vor wie in der ersten. Wir nehmen uns Zeit, um gezielt in Becken und Beine zu spüren und unseren Körper wahrzunehmen: Wie fühlt er sich an? Wie ist das allgemeine Befinden?

Sollten während der Übung Gedanken oder Bilder wahrgenommen werden, können diese Hinweise geben, welche Themen und Bedürfnisse die Übenden beschäftigen. Sie können unter anderem wertvoll dafür sein, weitere passende Möglichkeiten der Selbstfürsorge zu entwickeln. Während des Übungsverlaufes ist es oftmals hilfreich, diese Wahrnehmungen vorbeiziehen zu lassen und weiterhin auf das Spüren der Körperregionen gerichtet zu bleiben.

5. Zweite dynamische Phase – Oberkörper: In dieser Phase werden die erneut aufgewärmten Hände auf das Brustbein gelegt und der Oberkörper wird entspannt in kleinen Kreisen bewegt. Auch hier kann sich wie oben beschrieben eine kurze Fokussierungsphase anschließen. Ansonsten geht es direkt mit der dynamischen Phase weiter: Vom Brustkorb aus werden Arme, Schulterkuppen, Oberarme, Ellenbogen, Unterarme und Hände massiert und bewegt. Nach einer Nackenmassage folgt ein achtsames Bewegen des Kopfes in seine ihm möglichen Richtungen und eine Kopf- und Gesichtsmassage.

6. Abschließende Fokussierung: Ein letztes Mal werden unsere Hände warmgerieben und vorne auf die Körpermitte gelegt: Wie fühlt sich der Körper an? Wie ist das allgemeine Befinden jetzt?

Die Übung schließt mit einem erneuten Strecken und Lockern.

Die von mir vorgestellte Übung ist eine von vielen Möglichkeiten der Selbstfürsorge. Sie kann über die Intensivierung der Körperwahrnehmung helfen, in einen guten Kontakt zu sich selbst zu kommen. Ganz egal, ob es das Lesen eines guten Buches mit einer Tasse Tee, ein Spaziergang in der Natur, ein wohltuendes Bad oder das Sortieren von Socken ist ... Entscheidend ist, die für Sie passendsten Wege zu finden und ihnen Raum zu geben.

Gedankenimpulse zur Selbstfürsorge, besonders in Musikberufen

Jenny Huber: An der Schwelle zum Berufsleben war es meine Aufgabe, auch diese relativ „junge" Perspektive in den Workshop einzubringen. Seit meinem Abitur habe ich mehrere Studiengänge und Ausbildungen durchlaufen, teilweise auch mehrere gleichzeitig, und war zugleich immer auch erwerbstätig. Während meines Gesangsstudiums bin ich regelmäßig als Sängerin aufgetreten, habe selbst unterrichtet, Kommunikationsseminare und Workshops gegeben und Chöre sowohl geleitet als auch stimmbildnerisch betreut. Mit den Jahren wurde mir mehr und mehr bewusst, welche Herausforderungen besonders selbständige und freiberufliche Tätigkeiten mit sich bringen – groß ist die Versuchung, zu jeder Zeit allen Auftraggebern, Chormitgliedern oder Schülerinnen und Schülern gerecht werden zu wollen, von einem Tätigkeitsfeld zum anderen zu hetzen und alles auf einmal erledigen zu wollen. Nach einigen Jahren war für mich hier die Belastungsgrenze erreicht und es wurde klar, dass eine neue Herangehensweise gefordert war.

Einige Erkenntnisse haben mir geholfen, eine neue Einstellung zu meinem Beruf zu finden – möglicherweise ist vieles davon bekannt, ich hoffe jedoch einigen Leserinnen und Lesern vielleicht (zusätzlich zu allen bereits genannten Punkten) noch den einen oder anderen hilfreichen Impuls geben zu können:

- Ein unerlässlicher Schritt ist die klare Trennung von Arbeit und Freizeit – zuvorderst zeitlich, wenn möglich auch räumlich (zu Hause einen Arbeitsplatz festlegen, Arbeit nicht mit auf die Couch oder ins Bett nehmen) und besonders auch hinsichtlich der „Kanäle": Ein separates Handy, das nur zu den Arbeitszeiten eingeschaltet wird (mit separater Nummer und Mailadresse), wirkt Wunder.

- Wer das Hobby zum Beruf macht, braucht ein neues Hobby oder wenigstens einen neuen Zugang zur geliebten Materie. Für mich ist es wichtig, mich in meiner Freizeit auf andere Arten mit Musik zu beschäftigen – z.B. andere (in meinem Fall nicht-klassische) Musik zu hören oder ohne „Leistungsanspruch" zu musizieren (vgl. den Beitrag von Norina Narewski-Fuchs zur Ukulele). Ich hatte immer eine Liebe fürs Tanzen, habe diese Form des persönlichen Ausdrucks und auch des Stressabbaus für mich aber plötzlich als quasi unabdingbar erlebt, als das Musizieren vom Hobby zum Beruf wurde und oft eher Stress als Ausgleich bedeutete. Nicht zuletzt sind Ausdauer- und Kraftsport großartige Wege, Stress zu reduzieren und Depressionen und negativen Gedanken entgegenzuwirken, und sie können gerade in stimmlich anspruchsvollen Berufen auf Dauer die Leistungsfähigkeit verbessern.

- Selbstfürsorge sieht banaler aus als man denken möchte – das weit verbreitete Bild von Schaumbädern und Wellnesswochenenden geht oft an der Sache vorbei (auch wenn gegen diese Dinge freilich nichts einzuwenden ist). Ausreichend zu essen, zu trinken und zu schlafen, Medikamente regelmäßig zu nehmen und vor allem freundlich und verständnisvoll mit sich selbst umzugehen, führt meist weiter und wirkt auf Dauer nachhaltiger.

- Ruhepausen sind nicht als Phasen der „Unproduktivität" anzusehen, sondern steigern im Gegenteil die Produktivität. Gerade im Musikberuf sind Erfahrungen außerhalb der eigentlichen „Arbeit" essenziell wichtig zur Erweiterung der eigenen Fähigkeiten.

Meditation als „Rüstzeug" für den Alltag: In den letzten Jahren hat sich die Wissenschaft immer mehr mit den positiven Effekten von Meditation und Achtsamkeit beschäftigt und auch in den Medien wurde das Thema Achtsamkeit zunehmend präsenter. Für mich persönlich hat Meditation (neben den gerade erwähnten Gedankenimpulsen) maßgeblich zur Verbesserung meiner psychischen Gesundheit und Stabilität beigetragen.

Meditation ist eine Praxis, in der der Geist darin trainiert wird, präsent zu sein und zu bleiben, indem die Aufmerksamkeit bewusst auf das Hier und Jetzt gerichtet wird. Hierdurch kann zum einen ein Entspannungszustand erreicht werden, bei dem u.a. die Herz- und Atemfrequenz und der Blutdruck sinken. Zum anderen lernen wir, den Raum zwischen Reiz und Reaktion zu vergrößern (vgl. das ebenfalls in diesem Beitrag erwähnte Zitat von Viktor Frankl [zitiert nach 13]), wir gewinnen also eine Distanz zu den Einflüssen aus unserer Umwelt, die es uns ermöglicht, unsere Reaktion mindestens bewusst zu beobachten, im Idealfall sogar bewusst zu wählen. Auf Dauer können wir so lernen, uns den Umständen und Ereignissen nicht mehr ausgeliefert zu fühlen, sondern aktiv Einfluss auf unsere innere Einstellung zu nehmen (und damit häufig auch auf resultierende Ereignisse – Stichwort Selbstwirksamkeit).

Um diese Ausführung zu konkretisieren: Oft sind wir während unserer Arbeit gefangen in Gedanken über uns selbst, unser Tun und die Erwartungen Anderer. In einer Auftrittssituation denken wir an den kritischen Feuilletonisten in der ersten Reihe und seinen morgen erscheinenden Text, an vermeintliche Erwartungen des Publikums oder an vergangene Erfolge und Misserfolge. Während des Unterrichts oder der Chorprobe versuchen wir die Erwartungen der Schülerinnen und Schüler, der Chormitglieder, Eltern oder Vorgesetzten zu erahnen, niemanden zu über- oder unterfordern, allen gerecht zu werden – oder vielleicht sind wir in Gedanken beim Konzert in zwei Wochen. Unsere Gedanken drehen sich also meistens um die Vergangenheit oder die Zukunft. Das ist nützlich und wichtig, um aus Erfahrungen lernen und Zukünftiges planen zu können. Problematisch wird es allerdings, wenn wir uns dieser Gedanken nicht bewusst sind und allen geistigen und körperlichen (Stress-)Reaktionen ausgeliefert sind. In der Meditation lernen wir, Gedanken aus der Distanz wahrzunehmen und bei Bedarf loszulassen, oder körperliche Empfindungen zu beobachten und einzuordnen. Nur wenn wir bemerken, was wir denken oder wie wir uns fühlen, haben wir die Möglichkeit, entsprechend für uns zu sorgen.

Tipps für die Meditationspraxis: Wer nach diesen Ausführungen Meditation für sich entdecken möchte, hat heutzutage vielfältige Möglichkeiten. In den meisten größeren Städten befinden sich Schulen und Zentren, die Meditationskurse anbieten, und auch an Volkshochschulen gibt es regelmäßig Kurse zum Thema. Von zu Hause aus können Meditationsanleitungen übers Internet (z.B. auf YouTube) gefunden werden. Meiner Erfahrung nach lohnt es sich, nach einer Lehrpersönlichkeit zu suchen, von der man über längere Zeit lernen möchte. Hierfür eignen sich auch Apps – besonders empfehlen möchte ich (ohne daran zu verdienen) die App Headspace (www.headspace.com). Sie wurde vom Briten Andy Puddicombe entwickelt, der mehrere Jahre als buddhistischer Mönch gelebt hat, und bezieht sowohl die jahrtausendealten Erfahrungen des Buddhismus als auch moderne wissenschaftliche Erkenntnisse in ihre Techniken mit ein. Um Headspace hat sich mittlerweile eine ganze Community entfaltet, es gibt eine große Website mit zahlreichen Ressourcen und Informationen und in der App stehen gegen Bezahlung eine Vielzahl von Meditationskursen, Videos, Erklärungen, Schlaf- und Konzentrationshilfen und sogar Workouts zur Verfügung (vieles davon ist bereits auf Deutsch verfügbar, der Rest auf Englisch). Etliche Basisfunktionen können auch kostenlos genutzt werden.

Ein abschließender Tipp: Beständigkeit ist der Schlüssel. Lieber drei Minuten täglich meditieren als alle zwei Wochen eine halbe Stunde. Viel Freude beim Entdecken der Achtsamkeit!

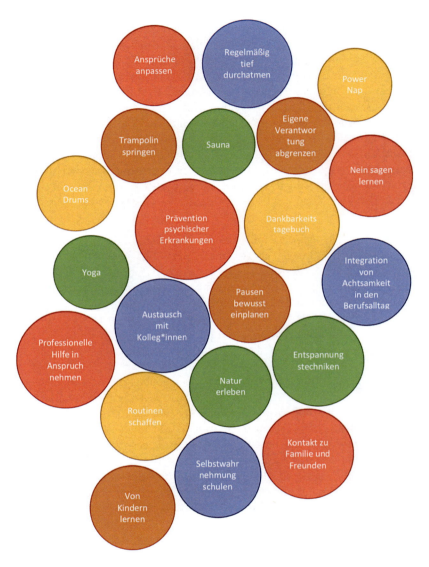

Abb. 3: Anregungen und Ideen der Teilnehmerinnen und Teilnehmer

Im Anschluss an die Impulse der Workshopleiterinnen und einiger praktischer Umsetzungen, rundete sich der Workshop im Austausch mit den Teilnehmerinnen und Teilnehmern ab (vergleiche Abbildung 3).

Fazit

Unter dem Titel „Create your own calm" haben wir verschiedene Aspekte der Achtsamkeit und Selbstfürsorge beleuchtet. Auch über das Thema hinaus und dessen Folgen, wie beispielsweise Burnout und Boreout, wurden Fakten und Lösungsansätze thematisiert und praktische Anwendungen zur Prävention gegeben. Wir Workshopleitende haben den Austausch mit den Teilnehmerinnen und Teilnehmern als sehr bereichernd empfunden und hoffen, Sie ermuntert zu haben, diesem wichtigen Thema Raum zu geben.

Abschließend möchten wir Ihnen die Gelegenheit geben, sich wann immer Sie es brauchen, ein Rezept für Ihre persönliche Art der Selbstfürsorge auszustellen (Abbildung 4).

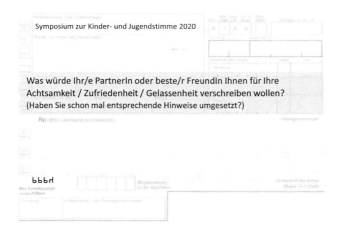

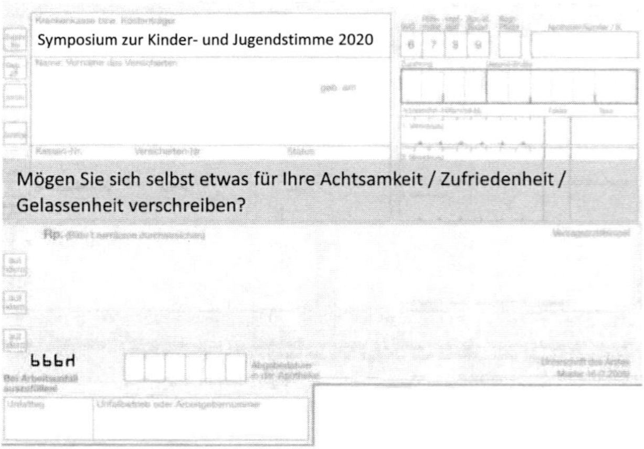

Abb. 4: „Rezeptempfehlungen" zur Selbstfürsorge

Literaturangaben

[1]   Antonovsky A (1997) Salutogenese. Zur Entmystifizierung der Gesundheit. Deutsche Herausgabe von Alexa Franke. dgvt, Tübingen

[2]   Berndt C (2016) Zufriedenheit: Wie man sie erreicht und warum sie lohnender ist als das flüchtige Glück. dtv, München

[3]   Dobelli R (2017) Die Kunst des guten Lebens. Piper, München

[4]   Friebe H (2013) Die Stein-Strategie: Von der Kunst, nicht zu handeln. Carl Hanser, München

[5]   Gemeinsame Deutsche Arbeitsschutzstrategie: Arbeitsprogramm Psyche. https://www.gda-psyche.de/DE/Handlung shilfen/Gefaehrdungsbeurteilung/inhalt.html

[6]   Kahneman D (2016) Schnelles Denken – langsames Denken. penguin, London

[7]   Kitz V (2017) Feierabend!: Warum man für seinen Job nicht brennen muss. Fischer, Frankfurt/M.

[8]   Kleinschmidt HP, Unger C (2007) Bevor der Job krank macht. Wie uns die heutige Arbeitswelt in die seelische Erschöpfung treibt und was man dagegen tun kann. Kösel, München

[9]   McGonigal K (2018) Glücksfaktor Stress: Warum Stress uns erfolgreich und gesund macht. TRIAS, Stuttgart

[10] Prieß M (2013) Burnout kommt nicht nur von Stress. Südwest, München

[11] Reinwarth A (2018) Das Leben ist zu kurz für später: Stell dir vor, du hast nur noch ein Jahr – ein Selbstversuch, der dein Leben verbessern wird. mvg, München

[12] Rowling JK (2017) Was wichtig ist. Vom Nutzen des Scheiterns und der Kraft der Fantasie. Carlsen, Hamburg

[13] Rupprecht S (2015) Achtsamkeit macht Schule. GRIN, München

[14] Stahl S (2015) Das Kind in dir muss Heimat finden. Kailash, München

Literaturempfehlungen

- Meditation:

  Johnstone M (2012) Den Geist beruhigen. Antje Kunstmann, München

- Liebe / Partnerschaft / Selbstliebe:

  Kast B (2004) Die Liebe: und wie sich Leidenschaft erklärt. S. Fischer, Frankfurt/M.

  Holzberg O (2019) (Neue) Schlüsselsätze der Liebe. Dumont, Köln

- Pädagogik (Heilpädagogik):

  Lehrercoachinggruppen - Online frei verfügbar: lehrer-coachinggruppen.de Prof. Bauer 2007 http://www.pr.uni-freiburg.de/pm/2008/Lehrer_Bauer_Manual

  Omer H, von Schlippe A (2009) Stärke statt Macht. https://www.researchgate.net/publication/329989403_Starke_statt_Macht_Neue_Autoritat_in_Familie_Schule_und_Gemeinde

- Sexualität:

  Ahlers CJ, Lissek M (2017) Vom Himmel auf Erden: Was Sexualität für uns bedeutet. Goldmann, München

  Clement U (2018) Dynamik des Begehrens: Systemische Sexualtherapie in der Praxis. Carl Auer, Heidelberg

- Zufriedenheit:

  Thomashoff HO (2014) Ich suchte das Glück und fand die Zufriedenheit. Ariston, Genf (Gute Sammlung von passender Literatur. Hauptsächlich Plädoyer für Partnerschaft/Sexualität, Freundschaften und neue Erfahrungen)

Zusammenarbeit zwischen Phoniatrie, Stimmtherapie und Musikpädagogik bei der Betreuung von Kinder- und Jugendstimmen

MICHAEL FUCHS / ULRICH KAISER / SYLVI MEURET / BIRKE PETER / NILS OLE PETERS / ULRIKE SIEVERT

„Am konkreten Beispiel lernt man oft am besten!" Diese Erfahrung aus der musikpädagogischen und klinischen Praxis griff die Konzeption eines Workshops auf, über den das nachfolgende Kapitel berichtet. Aus der bundesweit einzigartigen Leipziger Spezialsprechstunde für Kinder- und Jugendstimme wurden Patientenfälle mit Störungen und Erkrankungen der Sprech- und Singstimme und resultierenden Problemen in der Chorarbeit und Stimmbildung vorgestellt. Die im Rahmen der interdisziplinären Stimmdiagnostik erhobenen Befunde wurden gemeinsam mit dem Publikum interpretiert und bildeten die Grundlage für die Diskussion der jeweiligen therapeutischen und gesangspädagogischen Ansätze. Dabei wurde das Publikum mit Hilfe eines Abstimmungssystems aktiv an den Entscheidungen beteiligt. Das Ziel des Workshops war es, einen Beitrag für die Verbesserung der Zusammenarbeit zwischen Phoniatrie, Stimmtherapie und Musikpädagogik bei der Betreuung von Kinder- und Jugendstimmen zu leisten.

Um für die Interpretation der Befunde und die Diskussion der interdisziplinären Betreuungskonzepte einen einheitlichen Wissensstand als Voraussetzung zu schaffen, wurden zu Beginn des Workshops die fünf Säulen der multidimensionalen Stimmdiagnostik auf der Basis des Protokolls der European Laryngological Society (ELS) präsentiert. Dabei wurde insbesondere auf die Methodik der auditiven Stimmbeurteilung unter besonderer Berücksichtigung der RBH-Klassifikation und auf das Sprech- und Singstimmprofil eingegangen. Diese Aspekte wurden bereits im Kapitel „Stimmen hören: Von der perzeptiven Analyse zur integrativen Bewertung" im Band 14 unserer Schriftenreihe ausführlich beleuchtet [1]. Zudem sei auf das Kapitel „Die Stimme klingt doch gut ...! Subjektive und objektive Kriterien der Stimmbeurteilung" im Band 10 verwiesen [2].

Nachfolgend werden die im Workshop präsentierten Fälle mit ihren Anamnesen und Befunden vorgestellt und jeweils grundlegende Aspekte der sich anschließenden Diskussion sowie eingebrachte Fragestellungen aus dem Publikum zusammengefasst. Dabei fließen die Diskussionsergebnisse aus vier Durchgängen des Workshops während des Symposiums ein.

Fallbeispiel 1

In der Sprechstunde wurde auf Veranlassung durch den Stimmbildner des Chores ein 10-jähriger Knabe vorgestellt, bei dem insbesondere beim Singen ein heiserer Stimmklang auffällig war. Folgende Fragen richtete der Gesangspädagoge an das klinische Team: Besteht eine Belastungsfähigkeit der Singstimme für den Chorgesang, insbesondere bei einer unmittelbar bevorstehenden Erhöhung der sängerischen Belastung? Liegen medizinische Gründe für die Heiserkeit beim Singen vor? Ist gegebenenfalls eine logopädische Übungsbehandlung notwendig?

In der Anamnese berichtete auch der 10-jährige Knabe über eine auffällige Heiserkeit der Singstimme seit einigen Wochen, die jedoch beim Sprechen weniger deutlich sei. Die Stimme sei insbesondere dann heiser, wenn er viel gesungen habe. Nach einer Belastungspause würde die Stimme von allein wieder klar werden und die Beschwerden würden verschwinden. In der weiteren Anamnese war zu eruieren, dass es sich um einen gesunden Jungen ohne bisherige Erkrankungen oder Operationen handelte. Ebenso bestanden keine Hinweise auf Allergien oder chronische Erkrankungen mit potenziell negativem Einfluss auf den Stimmapparat. Auch eine Medikamenteneinnahme wurde verneint.

Im HNO-ärztlichen Spiegelstatus zeigten sich völlig regelrechte Befunde. In der Videolaryngostroboskopie (Abbildung 1a-d) imponierten beide Stimmlippen als weiß, glatt und respiratorisch frei beweglich. In der stroboskopischen Analyse zeigte sich ein symmetrischer Schwingungsablauf der Stimmlippen mit regelrechten Amplituden und eine für die Kinderstimme gute Randkantenverschieblichkeit. Im Schwingungsablauf war die Dauer der Öffnungs-, Schließungs- und Schlussphase jeweils regelrecht. In Phonationsstellung bestand ein für

die Kinderstimme üblicher kleiner dorsaler Glottisspalt ohne supraglottische Aktivität (kein Taschenfaltendruck, keine Einengung). Die
gesamte Schleimhaut des Kehlkopfes war unauffällig und zeigte keine Hinweise auf eine chronische entzündliche Reizung oder andere
pathologische Veränderungen.

Die perzeptive Beurteilung der Sprechstimme ergab den Befund R0
B0 H0. Ebenso bestanden keine weiteren klanglichen oder artikula-
torischen Auffälligkeiten. Die perzeptive Beurteilung der Singstimme anhand eines Liedabschnitts war durch eine deutliche Heiserkeit
auffällig, bei der die Komponente Behauchtheit gegenüber der Komponente Rauigkeit absolut im Vordergrund stand. Zum Teil sprach
die Stimme in der Höhe etwas erschwert an. Unabhängig davon war
eine gut geführte, sauber intonierende und ausdrucksfähige Knaben-
stimme zu hören.

Im Stimmumfangsprofil zeigte sich bezüglich der Sprechstimme ein
regelrechter Befund: Die Stimme war gut leise einsetzbar. Die mittlere Sprechstimmlage lag im normalen Bereich der Kinderstimme bei
c^1 (262 Hz). Es bestand eine gute Steigerungsfähigkeit in der Klas-
senzimmerlautstärke und bis zur Rufstimme mit 84 dB(A). Beim
Rücknahmetest nach Seidner (leisestmögliches Sprechen unmittelbar
nach dem Rufen) gelang nicht ganz die Rückkehr zum Ausgangsbefund (Schalldruckpegel 61 dB(A)). Hinsichtlich der Singstimme bestand ein großer Tonhöhenumfang von e bis f^3 mit einer guten Steigerungsfähigkeit der Stimme, insbesondere in der Höhe. Die Verlaufskurven für die minimale und maximale Singstimmintensität waren
weitgehend stabil, ein Übergang zeigte sich beim lautestmöglichen
Singen zwischen f^2 und g^2 mit einem deutlichen Intensitätssprung.
Auffällig war die Schwierigkeit, die Singstimme leise einzusetzen. Ab
e^1 zeigte sich ein deutliches Ansteigen der Kurve für die minimale
Singstimmintensität, so dass sich die dynamische Breite der Stimme
sowohl in der Mittellage als auch in der Höhe bandförmig einengte
(Abbildung 1e).

In der Diskussion wurde zunächst thematisiert, inwieweit für die Gesangspädagoginnen und Gesangspädagogen die Übermittlung der hier
abgebildeten Befunde als Foto bzw. Diagramm ausreichend ist oder
eine ausführliche Befundbewertung und -interpretation gewünscht
sei. In allen vier Durchgängen wurde seitens der Gesangspädagogen,

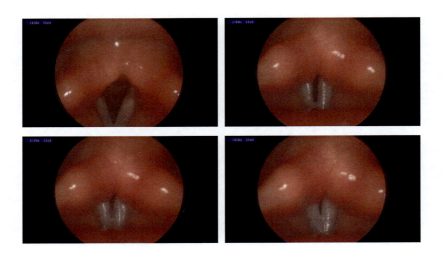

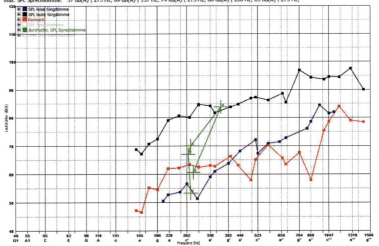

Abb. 1: Videolaryngostroboskopischer Befund (a-d) und Stimmumfangsprofil (e) (grün: Sprechstimme; schwarz: lauteste Intensität der Singstimme; blau: leiseste Intensität der Singstimme; rot: Intensität des hohen Sängerformanten), Fallbeispiel 1

aber auch der anwesenden medizinischen und therapeutischen Berufsgruppen ausdrücklich eine ausführliche verbalisierte Darstellung und Interpretation der Befunde gewünscht, einschließlich konkreter Empfehlungen.

In der klinischen Interpretation der Befunde konnten eindeutig organische oder funktionelle Ursachen für eine behandlungsbedürftige Stimmstörung ausgeschlossen werden. Insbesondere waren auch die Befunde für die Sprechstimme unauffällig, so dass sich keine Indikation für eine Sprechstimmübungsbehandlung ergab. Die Heiserkeit der Singstimme wurde seitens der Gesangspädagogen als durchaus für dieses Alter unüblich interpretiert und am ehesten auf noch nicht optimale gesangstechnische Voraussetzungen zurückgeführt. Die Gesangspädagogen bescheinigten der Stimme ein gutes Entwicklungspotenzial und äußerten keine Sorge bezüglich einer dauerhaften Einschränkung der stimmlichen Belastbarkeit und Einsetzbarkeit im Chor. Sie stellten jedoch die Notwendigkeit einer individuellen gesangspädagogischen Betreuung über die Phase der auffälligen Heiserkeit hinweg heraus.

Es bestand weiterhin interdisziplinärer Konsens darüber, dass bei weiterem Bestehen oder gar Verschlechterung der Heiserkeit eine phoniatrische Kontrolluntersuchung angezeigt sei. Es war allen Beteiligten der Gesprächsrunde wichtig zu betonen, dass auch geringgradige Heiserkeiten der Stimme fachärztlich abgeklärt werden sollten, weil dadurch behandlungsbedürftige Stimmstörungen rechtzeitig erkannt und einer Therapie zugeführt werden könnten und eine Einschätzung der aktuellen stimmlichen Belastungsfähigkeit möglich sei. Das sei eine wichtige Voraussetzung für die weitere gesangspädagogische Arbeit mit der jungen Stimme. Bereits bei diesem ersten Fall wurde deutlich, wie wichtig der detaillierte Informationsaustausch zwischen Gesangspädagogik und Medizin ist.

Fallbeispiel 2

Ein neunjähriges Mädchen wurde von seinen Eltern in unserer Sprechstunde vorgestellt, weil die Sprech- und Singstimme seit längerer Zeit dauerhaft heiser sei. Das Mädchen besuchte die 3. Klasse einer musischen Grundschule und sang aktiv im Schulchor sowie in der Einzelstimmbildung. Auf Grund der anhaltenden Heiserkeit war es zum Zeitpunkt der Vorstellung von der aktiven Chorarbeit befreit. Der niedergelassene Facharzt für HNO-Heilkunde hatte bereits eine logopädische Stimmübungsbehandlung in die Wege geleitet, die mit bisher acht Behandlungseinheiten á 45 Minuten erfolgt war. Die Fragestellung der Stimmbildnerin bezog sich auf die Ursache der Heiserkeit sowie die zu erwartende stimmliche Belastungsfähigkeit für das Singen im Chor und in der Einzelstimmbildung.

Im hals-, nasen-, ohrenärztlichen Spiegelbefund zeigten sich wiederum völlig regelrechte Befunde. In der videolaryngostroboskopischen Untersuchung waren beide Stimmlippen weiß, gering gefäßgezeichnet und wiesen typische Stimmlippenknötchen am Übergang vom vorderen zum mittleren Drittel beider Stimmlippen bei ansonsten glatter Stimmlippenoberfläche auf. Stroboskopisch zeigte sich ein symmetrischer Schwingungsablauf mit regelrechten Amplitudenweiten, aber deutlich reduzierter Randkantenverschieblichkeit sowie verkürzter Schlussphase. In Phonationsstellung resultierte zum Teil ein durchgehender, nach hinten breiterer Phonationsspalt, zum Teil die typische Sanduhrform der Glottis. Es bestanden keine supraglottischen Aktivitäten (keine Taschenfaltenaktivität, keine anterior-posteriore Verkürzung).

Die perzeptive Beurteilung der Sprechstimme ergab als Befund: R2 B1 H2. Die Heiserkeit war auch beim Singen durchgehend in allen Lagen zu hören. Weitere klangliche oder artikulatorische Auffälligkeiten bestanden aber nicht.

Im Ergebnis der Befunde konnte die Diagnose funktionelle Dysphonie und Dysodie (Sprech- und Singstimmstörung) mit sekundär organischen Veränderungen (Stimmlippenknötchen beidseits) bestätigt werden. Es wurde die Indikation für eine längerfristige Fortsetzung der logopädischen Stimmübungsbehandlung gestellt. Weiterhin wurde empfohlen, das Kind längerfristig vom aktiven Chorgesang zu befreien. Dagegen wurde ebenso ausdrücklich empfohlen, die individuelle Einzelstimmbildung in Abstimmung mit der logopädischen Stimmübungstherapie fortzusetzen.

Im weiteren Verlauf wurde das Kind nochmals mit einem Zustand nach 25 Therapieeinheiten Stimmübungsbehandlung in unserer Sprechstunde vorgestellt. Dabei zeigten sich im videolaryngostro-

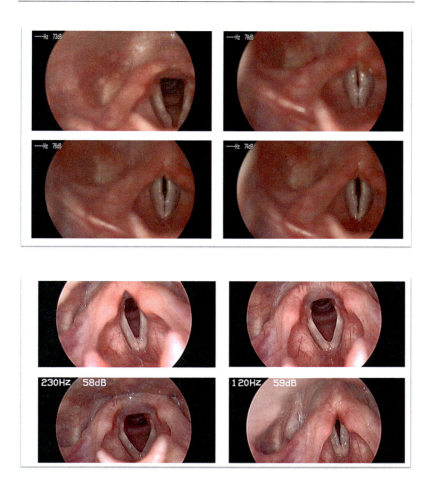

Abb. 2: Videolaryngostroboskopische Befunde bei Erstvorstellung (a-d) und im Verlauf (e-h), Fallbeispiel 2

boskopischen Befund auf beiden Seiten völlig glatte, weiße und respiratorisch frei bewegliche Stimmlippen, mithin eine vollständige Rückläufigkeit der Stimmlippenknötchen beidseits. Stroboskopisch bestand ein symmetrischer Schwingungsablauf mit regelrechten Amplituden und verbesserter Randkantenverschieblichkeit sowie verbes-

serter Schlussphase. In Phonationsstellung verblieb ein dorsal etwas
erweiterter Glottisspalt (s. Abbildung 2h). Sowohl die Sprech- als
auch die Singstimme waren nicht mehr heiser oder behaucht, so dass
eine Wiedereingliederung in die Chorarbeit der Grundschule erfolgen
konnte. Auch in einer weiteren Kontrolluntersuchung zeigten sich
keine erneut auftretenden Beschwerden.

In der anschließenden Diskussion wurde insbesondere die Frage
erörtert, wie eine ideale Abstimmung der Übungsbehandlung und der
(zwischenzeitlichen) Reduktion der Singstimmbelastung der Grundschule während der Stimmtherapie zu koordinieren sei. Das Beispiel
zeigte, wie durch eine enge und wiederholte Absprache zwischen
Stimmbildnerin, Chorleiter und Stimmtherapeutin das Ausmaß der
zusätzlichen sängerischen Aktivität während des Therapieverlau-
fes gemeinsam festgelegt werden kann. In der Regel ist es dabei
empfehlenswert, zunächst nur von einer Seite therapeutisch an der
Stimme zu arbeiten, d.h. neben der logopädischen Stimmübungsbehandlung zunächst keine weitere (wesentliche) sängerische Aktivität
zu empfehlen. Im weiteren Fortschritt der Stimmübungsbehandlung
können dann je nach therapeutischem Erfolg die Einzelstimmbildung
und später auch das Mitsingen im Chor wieder ermöglicht werden.
Der Vorteil der Einzelstimmbildung ist die individuelle Betreuung
und Kontrolle der stimmlichen Leistungsfähigkeit und Qualität, die
beim Chorgesang naturgemäß nicht gegeben sein kann. Insofern ist
die Wiedereingliederung in die Chorarbeit üblicherweise der letzte
Schritt im Therapieprozess.

Auf der anderen Seite ist es erheblich von der konkreten sängerischen
Aktivität des Kindes abhängig, in wie weit diese während des The-
rapieprozesses eingeschränkt werden muss. Gerade im Hinblick auf
die Erhaltung der Freude am Singen und der sozialen Effekte einer
Chorgemeinschaft sollte immer versucht werden, dass Kind möglichst
wenig zu exkludieren. Je größer die sängerische Aktivität und stimmliche Belastung, desto mehr gelten die oben genannten Empfehlungen für eine vorübergehende Pausierung der Singstimmaktivität. Es
wurde betont, dass erfahrene Gesangspädagoginnen und -pädagogen
individuelle Lösungen finden.

Fallbeispiel 3

In der Sprechstunde wurde auf Anraten seiner Stimmbildnerin ein neunjähriger Chorknabe vorgestellt, der in einem professionellen Knabenchor im Sopran 1 sang. Subjektiv beschrieb der Junge keine stimmlichen Probleme. Der Gesangspädagogin war jedoch eine deutliche Behauchung der Singstimme aufgefallen.

In der hals-, nasen-, ohrenärztlichen Spiegeluntersuchung zeigte sich ein unauffälliger Befund. In der videolaryngostroboskopischen Untersuchung waren beide Stimmlippen weiß und respiratorisch frei beweglich. Am Übergang vom vorderen zum mittleren Drittel zeigten sich kleine symmetrische Verdickungen. Diese wurden in der Phonationsstellung deutlicher als Phonationsverdickungen (entsprechen Vorstufen der Stimmlippenknötchen) sichtbar. Stroboskopisch bestand ein symmetrischer Schwingungsablauf mit regelrechten Amplitudenweiten und verminderter Randkantenverschieblichkeit sowie verkürzter Schlussphase. In Phonationsstellung zeigte sich ein erweiterter dorsaler Spalt, jedoch keine typische Sanduhrglottis. Es bestand keine supraglottische Aktivität (Abbildung 3a-d).

Die perzeptive Beurteilung der Sprechstimme ergab einen Stimmklang von R0 B0-1 H0-1 bei minimal fester Stimmgebung. Die mittlere Sprechstimmlage lag ungespannt bei cis^1, gespannt bei d^1. Die maximale Stimmstärke wurde mit 83 dB(A) ermittelt. Der Stimmeinsatz war oft unauffällig, gelegentlich hart, der Stimmumfang erstreckte sich von g bis e^3. Es bestand ein gutes Schwelltonvermögen, die Tonhaltedauer lag bei 15 Sekunden. Im Stimmumfangsprofil fielen bei der Prüfung der Sprechstimme Schwierigkeiten des leisen Ansprechens auf. Der Minimalwert wurde bei 60 dB(A) ermittelt. Dagegen war die Steigerungsfähigkeit bis zur maximalen Rufstimme nur bis 80 dB(A) möglich. Bei der Prüfung der Singstimme zeigte sich ein typischer, relativ stabiler Verlauf der Kurven für die maximale und minimale Stimmintensität beim Singen. Jedoch war auch hier die Fähigkeit, leise zu singen, deutlich eingeschränkt (Abbildung 5, „Sopran").

Unter der Diagnose funktionelle Dysphonie und Dysodie mit sekundären organischen Veränderungen (Phonationsverdickungen, Übergang zu Stimmlippenknötchen) empfahlen wir die vorübergehende Pausierung von der aktiven Chorarbeit und leiteten eine logopädische Stimmübungsbehandlung ein. Darunter kam es zunächst zu einer Stabilisierung der stimmlichen Leistungsfähigkeit und Qualität, allerdings nach Wiederaufnahme der üblichen Chorarbeit im professionellen Knabenchor zu einem Rezidiv der Beschwerden und auch des Befundes. Unter der stimmlichen Belastung manifestierten sich die Stimmlippenknötchen. Zusätzlich war eine neue supraglottische Aktivität im Sinne von Taschenfaltenaktivität beidseits zu beobachten (Abbildung 3e-f).

Im perzeptiven Stimmbefund verschlechterte sich der Stimmklang auf R1 B1 H1 bei knarriger, resonanzarmer und mit etwas Druck ausgeführter Stimmgebung. Auch die Stimmeinsätze waren zunehmend knarrig. Das Schwelltonvermögen war weiterhin möglich, jedoch nun durchgehend behaucht. Die anderen perzeptiven Befunde waren weitgehend vergleichbar mit dem Vorbefund.

Da die stimmlichen Einschränkungen zu erheblichen und langfristigen Ausfallzeiten für die Mitwirkung an der Chorarbeit führten, wurde im Konsens zwischen dem betroffenen Knaben, seinen Eltern und den Stimmbildnern sowie der Chorleitung entschieden, mit Schuljahresübergang einen Wechsel vom professionellen Knabenchor in den Schulchor einer Schule mit musischem Profil in die Wege zu leiten.

Im weiteren Verlauf stellte sich der gleiche Knabe noch einmal im Alter von 14 Jahren in unserer Sprechstunde vor. Er gab damals an, dass seine Stimme seit ca. sechs Monaten langsam tiefer werde. Auch der übrige klinische Befund sprach eindeutig für das Vorliegen der Pubertät und Mutation. Die Vorstellung in der Sprechstunde erfolgte auf Wunsch des Stimmbildners an der Schule mit musischem Profil auf Grund einer Diskrepanz der Empfehlungen, wie mit der Stimme während der Mutation umzugehen sei. Während der Stimmbildner eine Pausierung von der aktiven Chorarbeit favorisierte, hatte der Lehrer im Schulchor empfohlen, ohne Einschränkungen weiter zu singen.

Im videolaryngostroboskopischen Befund zeigte sich ein im Wachstum befindlicher Kehlkopf, beide Stimmlippen stellten sich als weiß und respiratorisch frei beweglich mit einer glatten Oberfläche auf der rechten Seite dar. Im hinteren Drittel der linken Stimmlippe zeigte sich ein typisches Kontaktgranulom (Abbildung 4). Die gesamte

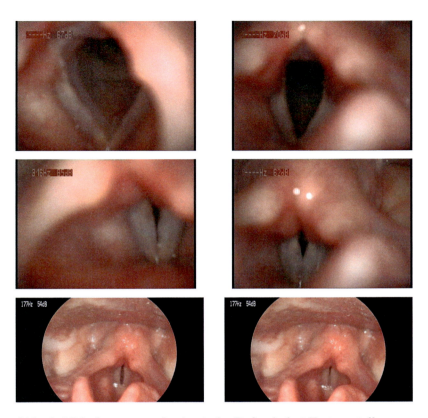

Abb. 3: Videolaryngostroboskopische Befunde bei Erstvorstellung (a-d) und im Verlauf (e-f), Fallbeispiel 3

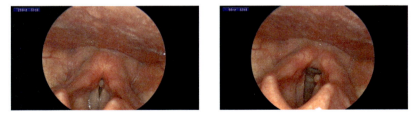

Abb. 4: Videolaryngostroboskopischer Verlaufsbefund: Kontaktgranulom der Stimmlippe links, Fallbeispiel 3

laryngeale Schleimhaut war nicht gereizt, insbesondere zeigten sich keine Hinweise auf einen gastroösophagealen Reflux (Aufstoßen von Magensäure mit Verätzungseffekten im hinteren Kehlkopfeingangsbereich). Stroboskopisch bestand ein symmetrischer Schwingungsablauf mit regelrechten Amplitudenweiten und sehr guter Randkantenverschieblichkeit sowie regelrechter Schlussphase. In Phonationsstellung verblieb im Bereich des Kontaktgranuloms ein dorsaler Glottisspalt. Es bestand keine wesentliche Taschenfaltenaktivität.

Als Ursache für das neu entstandene Kontaktgranulom konnte anamnestisch ein Sodbrennen als Symptom eines gastroösophagealen Refluxes (Rückfluss von Magensäure) ausgeschlossen werden. Jedoch beschrieb der Patient einen Zustand nach einem heftigen Magen-Darm-Infekt mit ebenso heftigem Erbrechen vor damals ca. drei Monaten. Dies könnte einen Trigger für die Entstehung eines Kontaktgranuloms darstellen.

Im Stimmumfangsprofil zeigte sich im Vergleich zum Vorbefund ein deutliches Absinken des gesamten Tonhöhenumfangs mit einer noch guten Steigerungsfähigkeit der Stimme und einer befriedigenden Fähigkeit zum leisesten Singstimmeinsatz im Umfangsbereich f[1]. Die mittlere ungespannte Sprechstimmlage lag bei g (196 Hz) (Abbildung 5, „Mutation").

In der Diskussion setzte sich die Ansicht durch, dass auf Grund des organischen Befundes (Kontaktgranulom links) zunächst eine Pausierung von der aktiven Chorarbeit zu empfehlen sei, eine Wiederaufnahme der Stimmübungsbehandlung erfolgen solle und der weitere Verlauf abgewartet und beobachtet würde. Es wurde aber auch deutlich, dass es wiederum auf eine detaillierte Einschätzung der individuellen Situation ankommt, bei der das Ausmaß der sängerischen Aktivität im Chor und in der Einzelstimmbildung entscheidend sind.

Im weiteren Verlauf des Falles erfolgte eine nochmalige Vorstellung am Ende der 11. Klasse (musisches Gymnasium). Der junge Mann sang zu diesem Zeitpunkt ohne subjektive Probleme im Bass des Chores mit und war auch solistisch tätig. Seine Einzelsingstimmbildung erfolgte regelmäßig. Bis zum Ende der 10. Klasse war eine regelmäßige Stimmtherapie erfolgt. Subjektiv beschrieb der junge Mann keinerlei Beschwerden hinsichtlich seiner Sprech- und Singstimme und gab als weiteren Berufswunsch das Lehramtsstudium für die Fächer

Musik und Biologie an. Im weiteren videolaryngostroboskopischen Kontrollbefund bestand nach wie vor das Kontaktgranulom im dorsalen Drittel der linken Stimmlippe bei ansonsten unauffälligen organischen Befunden. Stroboskopisch diagnostizierten wir wiederum einen symmetrischen Schwingungsablauf mit guter Randkantenverschieblichkeit und regelrechter Schlussphase sowie nahezu vollständigem Glottisschluss.

Im Stimmumfangsprofil zeigte sich ein Befund für eine gesunde und leistungsfähige Männerstimme: Die mittlere Sprechstimmlage lag bei A (110 Hz) mit einer guten Steigerungsfähigkeit bis zur Rufstimme und einem regelrechten Befund im Rücknahmetest nach Seidner. Ebenso waren die Verlaufskurven für das leisest- und lautestmögliche Singen durch einen glatten Kurvenverlauf mit guter dynamischer Breite gekennzeichnet. Auch die Tragfähigkeit der Singstimme ist anhand der Befunde des Pegels des hohen Sängerformanten als überdurchschnittlich einzuschätzen (Abbildung 5, „Männerstimme").

Aufgrund dieser guten Funktionalität, bei eindeutiger Anamnese, klinisch sicherem Befund und angesichts des jugendlichen Alters bestand kein Verdacht auf eine Bösartigkeit, sodass wir uns zunächst gegen eine operative Entfernung entschieden.

In Abbildung 5 sind alle vier Befunde des Stimmumfangsprofils zur besseren Übersicht nebeneinander dargestellt.

Fallbeispiel 4

In der Sprechstunde wurde uns ein 11-jähriges Mädchen vorgestellt, welches in der Untersuchungssituation von seiner Mutter begleitet wurde. Grund der Vorstellung durch den Facharzt für Hals-, Nasen-, Ohrenheilkunde war eine wiederkehrende Aphonie seit ca. zwei Wochen, wobei sich Phasen einer absoluten Stimmlosigkeit mit Phasen einer hochgradigen Heiserkeit abwechselten. Der Beginn der Stimmbeschwerden war zeitlich assoziiert mit dem Schuljahresbeginn, seitdem das Mädchen neu eine 5. Klasse eines Gymnasiums besuchte. In der Schule war sie Mitglied des Schulchores, der einmal pro Woche probt. Das Mädchen wuchs zweisprachig auf (Deutsch und Russisch). In der weiteren Anamnese bestanden keine Hinweise auf andere Erkrankungen oder stattgehabte Behandlungen.

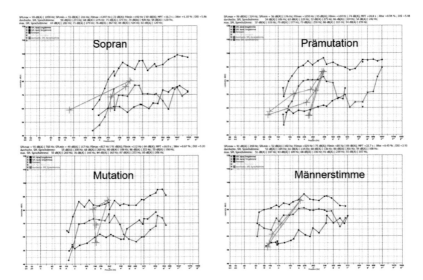

Abb. 5: Befunde des Stimmumfangprofils im Verlauf (grün: Sprechstimme; schwarz: lauteste Intensität der Singstimme; blau:
leiseste Intensität der Singstimme; rot: Intensität des hohen
Sängerformanten)

Im videolaryngostroboskopischen Befund imponierte ein anatomisch
regelrechter kindlicher Kehlkopf. Beide Stimmlippen stellten sich als
weiß, glatt und respiratorisch frei beweglich dar. In Phonation gelang keine stroboskopische Ankopplung, weil die Phonationsstellung
nicht erreichbar war. Es verblieb ein sehr breiter Glottisspalt ohne
wesentlichen Taschenfaltendruck beidseits (Abbildung 6a).

In der perzeptiven Stimmbeurteilung bestand zum Zeitpunkt der Untersuchung eine vollständige Aphonie (R0 B3 H3), das Mädchen konnte sich nur flüsternd verständigen. Dagegen war bei Aufforderung ein
stimmhaftes Husten möglich. Im Stimmumfangsprofil ließen sich sowohl bei der Sprech- als auch bei der Singstimme nur wenige Ein-
zelmessungen reproduzieren, die bezüglich der Frequenz im Bereich
zwischen d und f (um 165 Hz) lagen (Abbildung 6b).

In der anschließenden Diskussion wurde schnell deutlich, dass es sich
um eine psychisch bedingte Stimmstörung handelte, die sowohl die

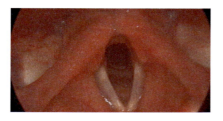

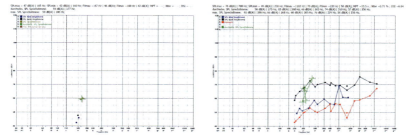

Abb. 6: Videolaryngoskopischer Befund (a) und Stimmumfangsprofile vor (b) und nach (c) einmaliger stimmtherapeutischer Intervention (grün: Sprechstimme; schwarz: lauteste Intensität
der Singstimme; blau: leiseste Intensität der Singstimme; rot:
Intensität des hohen Sängerformanten), Fallbeispiel 4

Sprech- als auch die Singstimmfunktion beeinträchtigte. Auf Grund
des zeitlichen Zusammenhangs war es naheliegend, dass als Ursache
der Schulwechsel in Frage kam. Beiträge aus dem Publikum machten
deutlich, dass Gesangspädagogen und Chorleiter die Bezugspersonen sein können, die zuerst mit einer psychischen Ursache einer
Stimmstörung konfrontiert sind. Dabei besteht die Herausforderung
in einem sensiblen Umgang auch bezüglich der Kommunikation mit
den Eltern und der Empfehlung zur weiteren fachärztlichen Abklärung, vorzugsweise über die Fachrichtung Phoniatrie und Pädaudiologie. Ziel sollte es sein, eine weitere Somatisierung und Fixierung
auf die Stimmstörung zu vermeiden. Im klinischen Kontext ist häufig
das Einbeziehen kinderpsychologischer bzw. kinderpsychiatrischer
Expertise erforderlich, falls ein klärendes, exploratives Gespräch die
Ursachen nicht ausreichend offenlegen bzw. eine Verhaltensänderung
bewirken kann. Nach erfolgreicher Bearbeitung kann eine sängeri-

sche Aktivität im Chor oder in der Einzelstimmbildung sehr gut zur
Stabilisierung der stimmlichen Leistungsfähigkeit und Qualität nach
überstandener Krise beitragen und dem Kind nicht zuletzt Selbst-
vertrauen vermitteln, auch im Umgang mit seiner eigenen Stimme.

In diesem Fall gelang die Stabilisierung der stimmlichen Leistungsfähigkeit und Qualität bereits nach einer intensiven stimmtherapeutischen Intervention, die sich unmittelbar an die klinische Erstdiagnos-
tik anschloss. Danach wurde in der perzeptiven Stimmbeurteilung
der Befund R0 B0-1 H0-1 erhoben, die Stimme war wieder klang-
voll, gelegentlich am Äußerungsende minimal gedrückt. Die mittlere
Sprechstimmlage lag gespannt und ungespannt bei c^1, die maximale
Stimmstärke wurde mit 76 dB(A) ermittelt. Der Stimmeinsatz war
noch gelegentlich hart, der Stimmumfang reichte wieder von a bis cis^3,
die Tonhaltedauer betrug 10 Sekunden. Auch im Stimmumfangsprofil
zeigte sich eine deutliche Stabilisierung (Abbildung 6c).

Fallbeispiel 5

In unserer Sprechstunde wurde uns von seinen Eltern ein 7-jähriger
Knabe mit einer ausgeprägten Heiserkeit beim Sprechen und Singen
seit ca. einem Jahr vorgestellt. Es bestand ein hoher Leidensdruck,
insbesondere auf Grund der konsekutiven Einschränkungen beim Singen, die schon seit einigen Monaten eine Teilnahme an der Chorarbeit unmöglich gemacht hatten. Dagegen war die Ausdrucksfähig-
keit und Steigerungsfähigkeit der Sprechstimme trotz der bestehen-
den Heiserkeit im kommunikativen Alltag des Kindes nicht wesentlich eingeschränkt, so dass diesbezüglich kein Leidensdruck bestand.
Der Facharzt für Phoniatrie und Pädaudiologie am Heimatort des
Kindes hatte eine Stimmübungsbehandlung eingeleitet. Der Knabe
hatte zum Zeitpunkt der Vorstellung bei uns bereits 30 Therapieeinheiten absolviert, wobei keine wesentliche Verbesserung der stimmlichen Leistungsfähigkeit und Qualität sowohl der Sprech- als auch der
Singstimme erreicht werden konnten. Daher wurde das Kind mit der
Fragestellung der Operationsindikation vorgestellt.

Im videolaryngostroboskopischen Befund zeigten sich an typischer
Stelle (Übergang vom vorderen zum mittleren Drittel) breitbasig
der Stimmlippe aufsitzende Epithelverdickungen mit einer geringen

Größenasymmetrie zu Gunsten der linken Seite. Im Schwingungsablauf stellte sich eine asymmetrische, zum Teil phasenverschobene
Schwingung mit reduzierten Amplituden und deutlich eingeschränkter Randkantenverschieblichkeit sowie verkürzter bis aufgehobener
Schlussphase dar. Die Verdickungen imponierten als bindegewebig or-
ganisiert und eher fest und behinderten deutlich einen vollständigen
Stimmlippenschluss (Abbildung 7a-b).

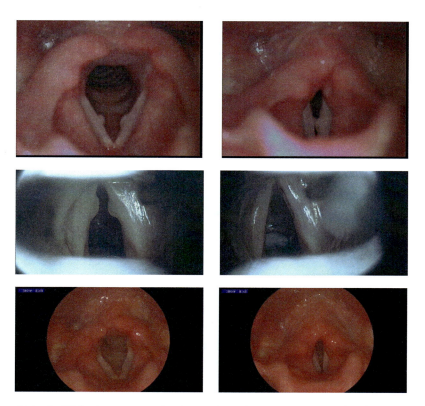

Abb. 7: Videolaryngostroboskopischer Ausgangsbefund (a-b); intra-
operative Bilder links zu Beginn der Operation (c), rechts
am Ende der Operation (d); Befund vier Wochen postoperativ (e-f), Fallbeispiel 5

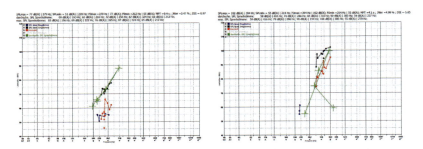

Abb. 8: Stimmumfangsprofile prä- und postoperativ (grün: Sprechstimme; schwarz: lauteste Intensität der Singstimme; blau:
leiseste Intensität der Singstimme; rot: Intensität des hohen
Sängerformanten), Fallbeispiel 5

In der perzeptiven Beurteilung wurde der Stimmklang mit R3 B2-3
H3 beurteilt. Im Stimmumfangsprofil zeigte sich eine deutliche Ein-
schränkung des Tonhöhenumfangs sowie der Steigerungsfähigkeit der
Sprech- und Singstimmfunktion (Abbildung 8a).

Auf der Grundlage der Befunde, der frustranen konservativen Stimmübungsbehandlung und des hohen Leidensdruckes des Jungen wurde die Indikation zur Mikrolaryngoskopie in Intubationsnarkose gestellt. Dabei wurden unter Vollnarkose unter direktem Blick mittels
eines Operationsmikroskopes die Befunde mikrochirurgisch abgetra-
gen (Abbildung 7c-d). Die Operation wurde von dem Jungen gut
toleriert. Es ergaben sich keine Komplikationen.

Bei der Kontrolluntersuchung vier Wochen postoperativ waren beide
Stimmlippen weiß und deutlich glatter, mit einer allerdings wieder
aufgetretenen leichten Schwellung wiederum am Übergang vom vorderen zum mittleren Drittel. In der Schwingungsuntersuchung zeigte
sich ein symmetrischer Schwingungsablauf mit regelrechten Amplituden und verbesserter Randkantenverschieblichkeit sowie deutlich
verbesserter Schlussphase. In Phonationsstellung gelang ein für die
Kinderstimme guter Glottisschluss mit nur leicht vergrößertem dor-
salem Glottisspalt sowie leichtem symmetrischem Taschenfaltendruck
beidseits (Abbildung 7e-f).

Im postoperativen Stimmumfangsprofil bestand insbesondere eine deutlich verbesserte Steigerungsfähigkeit der Sprech- und Singstimme. Es bestand weiterhin ein deutlich eingeschränkter Tonhöhenumfang (Abbildung 8b). Allein mit diesem funktionellen Ergebnis waren das Kind und seine Eltern sehr zufrieden. Der Leidensdruck wurde als deutlich reduziert angegeben.

Mittels einer sich anschließenden, wieder aufgenommenen Stimmübungsbehandlung konnte eine weitere Verbesserung der stimmlichen Leistungsfähigkeit und Qualität erzielt werden, insbesondere auch eine Erweiterung des Tonhöhenumfangs der Singstimme auf reichlich eine Oktave. Dadurch erweiterten sich schrittweise die Möglichkeiten für eine individuelle stimmpädagogische Beübung im Sinne einer Stimmbildung bei weiterhin bestehender Pausierung von der aktiven Chorarbeit. Mit weiterer Stabilisierung konnte etwa ein halbes Jahr nach der Operation eine stimmliche Situation erreicht werden, die ein Mitsingen im Chor wieder ermöglichte.

Besonders intensiv wurde in diesem Fall die Gefahr des Rezidives unter steigender stimmlicher Belastung thematisiert. Unter regelmäßiger phoniatrischer Kontrolle am Heimatort und in enger Zusammenarbeit mit dem betreuenden Stimmbildner und Chorleiter war es erforderlich, ein individuelles Belastungsmaß für die Singstimme zu finden, das einerseits eine Mitwirkung im Chor und damit die Erhaltung der Freude am Singen ermöglichte, andererseits das Risiko des Wiederauftretens der Stimmlippenverdickungen möglichst gering hielt. Dabei waren die parallel ablaufenden Entwicklungs- und Wachstumsvorgänge des Stimmapparates zu berücksichtigen. In einer E-Mail ca. 12 Monate nach der Operation berichteten die Eltern über eine stabile stimmliche Leistungsfähigkeit der Sprech- und Singstimme bei weiterhin bestehender leichtgradiger Heiserkeit. Die logopädische Übungsbehandlung war in der Zwischenzeit beendet worden. Der Knabe erhielt weiterhin ein individuelles Stimmtraining im Sinne einer Stimmbildung und konnte regelmäßig an der Chorarbeit einschließlich an Auftritten des Chores teilnehmen.

Diese fünf Fälle stehen exemplarisch für typische Fragestellungen und Verläufe aus einer spezialisierten Sprechstunde für Kinder- und Jugendstimme. Sie betonen die absolute Notwendigkeit einer vertrauensvollen und intensiven Kommunikation und Zusammenarbeit zwischen Stimmbildnern, Chorleitern, Stimmärzten und -therapeuten und stellen zugleich die Wichtigkeit der Mitwirkungsbereitschaft des Kindes und der Eltern heraus. Dabei zeigt die gesangspädagogische und klinische Erfahrung, dass es weder ein allgemeingültiges „Rezept", noch die Ausschließlichkeit nur eines richtigen Weges in der Betreuung der Stimme gibt. Regelmäßige, im Idealfall engmaschige Kontrolluntersuchungen erlauben die Abschätzung der Entwicklungsdynamik und erlauben daher einen individuellen, detaillierten Blick auf die konkreten gesangspädagogischen und stimmtherapeutischen Bedürfnisse. Schließlich zeigen einige der Beispiele auch, dass in einzelnen Fällen die Überweisung von Kindern und Jugendlichen mit therapieresistenten Verläufen an ein spezialisiertes Zentrum sinnvoll sein kann.

Literaturangaben

[1]   Fuchs M, Kaiser U, Meuret S, Peter B, Sievert U (2020) Stimmen hören: Von der perzeptiven Analyse zur integrativen Bewertung. In: Fuchs M (Hrsg) Stimmen hören – Potenziale entwickeln – Störungen behandeln. Berlin, Logos, 189-98

[2]   Fuchs M, Schmid B (2016) „Die Stimme klingt doch gut ...!" Subjektive und objektive Kriterien der Stimmbeurteilung. In: Fuchs M (Hrsg) Stimme – Leistung – Gesellschaft. Berlin, Logos, 75-86

Musical-Singen mit Jugendlichen: Bel Canto am Broadway

Noëlle Turner

Durch die Beliebtheit des aktuellen Pop- und Musical-Repertoires bei den Kindern und Jugendlichen werden Musik- und Gesangslehrerinnen und -lehrer vor zunehmend größere Herausforderungen gestellt.

Das Musical-Repertoire umfasst mehrere Epochen mit zahlreichen Gesangsstilen vom Legitimate, oder *Legit* (ein klassischer Gesangsstil in einem nicht-klassischen Kontext), bis *Belting* (eine starke, metallische, brustdominante Stimmgebung). Bis ca. 1968 waren die weiblichen Hauptrollen in der Regel für Sopran geschrieben. Seit Ende der 60er-Jahre ist das Musical-Repertoire zunehmend von der Pop-Musik beeinflusst worden. Der Ambitus (Tonumfang) der Lieder für Frauen ist sukzessiv tiefer geworden und die Rollen verlangen nun viel Kraft und Brustdominanz in der mittleren Oktave. Dies widerspricht der natürlichen Veranlagung der weiblichen Stimme, deren Tragfähigkeit tendenziell in der höheren Lage überzeugt. Auch die männlichen Partien verlangten vor diesem Trend eher baritonale Stimmen. Dagegen ist das heutige Repertoire für die Männerstimmen häufig extrem hoch und (zum Teil) sehr rockig oder *beltig*. Diese Tendenzen bringen auch reife, erfahrene Sänger an oder über die Grenzen ihrer stimmlichen Möglichkeiten. Dies bedeutet eine offensichtlich nicht aufzuhaltende Tendenz zur Hyperfunktionalität, insbesondere bei Kindern und Jugendlichen.

Mir wird oft die Frage gestellt, ob das Musical-Repertoire für junge Stimmen schädlich ist. *Jede* Überforderung der Stimme ist gefährlich. Kein Genre schützt uns vor Stimmschwierigkeiten. Auch unter den Opernsängern sind Stimmabstürze nicht unbekannt.

Es ist zudem kein neues Phänomen, dass junge Sänger versuchen, ihre (Pop- und Musical-)Idole zu imitieren. Das ist übrigens im klassischen Gesang nicht anders. Sie hören die Aufnahmen von erfahrenen Sängern und versuchen, die Klangfarbe und Intensität der Stimme nachzumachen.

In der Pop-und Musical-Literatur ist das Imitieren an sich ein wesentlicher Widerspruch. Die Essenz von populärer Musik ist *Authentizität*. Der Versuch, einen berühmten Sänger zu imitieren, kann nur scheitern, wenn die notwendigen stimmlichen Mittel fehlen. Sind die natürlichen Reflexe des Stimmorgans inaktiv, unausgebildet oder blockiert, greift die Stimme auf Kompensationsmechanismen zurück, um eben diese fremden Klangqualitäten zu rekonstruieren.

Die Stimmgebung unterliegt einem organischen System, das nach natürlichen Gesetzmäßigkeiten arbeitet. Wenn alle Teile dieses Systems funktionieren, ist eine freie und differenzierte Stimmgebung gewährleistet. Wenn jedoch ein oder mehrere Teilbereiche nicht optimal funktionieren, kann man leider die Stimme dahingehend zwingen, gegen ihre natürliche Struktur zu arbeiten. Unsere Stimmen reagieren auf Befehl. Wenn die erforderlichen Mittel noch nicht vorhanden sind, mobilisiert die Stimme alles, was sie zur Verfügung hat, um unserem Befehl, unserer Vorstellung einer bestimmten Klangqualität zu entsprechen. Häufig sind diese Mittel Überdruck und Verengung, die für die fehlenden Funktionen einspringen.

Das Resultat klingt für ungeschulte Ohren oft verblüffend „gut". Der Stimmklang ist lauter, kerniger und stabiler. Der unerfahrene Sänger verwechselt das Gefühl der erhöhten Anstrengung mit Kraft und Lautstärke. Es „fühlt sich" kräftiger an, obwohl das Klangergebnis das selten bestätigt. Wenn die Stimme nicht frei schwingt, stimmen die Resonanzfaktoren nicht und der Klang implodiert und ist nicht tragfähig. Aber weil der Klang reifer und kräftiger klingt, erhalten die Kinder und Jugendlichen für diese Leistung häufig viel positives Feedback und fühlen sich dadurch bestätigt.

Wenn die Stimme überfordert ist, sind die Signale oft dezent, wie das Gefühl von Enge oder Heiserkeit. Da ist selten ein Schmerz, wie bei einer körperlichen (sportlichen) Verletzung. Es tut nicht wirklich weh. Der erfahrene Sänger nimmt das in den meisten Fällen als ein Alarmzeichen wahr. Wenn demnach die Wahrnehmung für die Stimme noch nicht in frühen Jahren sensibilisiert ist, werden Überdruck und Hyperfunktionalität des Stimmapparates nicht als unangenehm registriert.

Daher ist die sängerische Früherziehung von enormer Wichtigkeit. In den Vor- und Grundschulen existieren mittlerweile sehr effektive

Projekte und gut ansprechende Methoden, die auf spielerische und natürliche Weise mit Kindern die Stimme entdecken. Die Grundlage dafür muss sehr früh gelegt werden, am besten schon im Vorschulalter, wenn nicht schon früher. Macht ein Kind die Erfahrung, wie sich eine freie Stimme anfühlt und wie sie organisch arbeitet, so schult es seine eigene Wahrnehmung für freies, reflektorisches Singen. Ein Kind, das schon früh diese Sensibilität für die Stimme entwickelt, erlangt eine Vergleichsmöglichkeit und würde unmittelbar spüren, wenn die Stimme einer Überforderung oder unorganischen Klangstrategien ausgesetzt ist. Ohne diese früh angelegte Sensibilität wird Hyperfunktionalität kaum oder gar nicht wahrgenommen.

Die aktuellen Musical-Songs, mit ihren poppigen Rhythmen und emotionalen Melodien und Texten sprechen die jungen Sängerinnen und Sänger an. Genau diese Songs sind aber selten für die Entwicklung einer jungen Stimme geeignet. Dabei bietet das gesamte Musical-Repertoire eigentlich unzählige kinder- und jugendgerechte und ausdrucksstarke Songs aus diversen Stilrichtungen. Die Lehrperson kann aus diesem Repertoire-Pool stimmfördernde Lieder vorschlagen, die den jeweiligen Schülerinnen und Schülern thematisch und stilistisch entsprechen. Daher ist es essenziell, sich als gesangspädagogische Lehrkraft mit dem ergiebigen Repertoire zu befassen.

Die Entwicklung des Musicals erstreckt sich von 1927 bis in die heutige Gegenwart. Daher blickt man auf ein riesiges Spektrum im Repertoire zurück. Es gibt Songs für jede Stimmlage, jeden Schwierigkeitsgrad, jedes Thema, in einer Vielfalt von musikalischen Stilen, von Klassik bis Pop, über Jazz, Swing, Gospel, Rap, Rock, Country und Broadway. Es gibt „Lernlieder" für jede Altersgruppe und jede Lernstufe. Für die Jüngsten gibt es schwungvolle, stimmfördernde, jugendgerechte Songs. Auf Grundlage der Lieder des sogenannten „Golden Age of Musical" (Stücke komponiert bis ca. 1968, wie von Frederick Loewe, George Gershwin, Cole Porter, Richard Rogers u.a.) kann sich die Stimme (unter guter Anleitung) fast von alleine entwickeln und ersetzt die technische Arbeit.

Das Musical-Repertoire kann überdies als eine sinnvolle Vorbereitung, als Rampe zum klassischen Repertoire dienen. Es birgt in sich das Potenzial, junge Menschen für Gesang zu begeistern. Diejenigen, die eine Affinität für die klassische Literatur aufweisen, werden es höchstwahrscheinlich mit der Zeit für sich entdecken.

Musical ist weniger eine Gesangsform als eine Theaterform. Zu den Liedern gehört eine darstellerische Komponente, die im Pop-Repertoire selten vorhanden ist. Der Vorteil davon ist, dass die Sängerin und der Sänger eine Rolle szenisch verkörpern. Es ist für einen jungen Menschen oft leichter, Zugang zu einem Gefühl, zu einem Ausdruck, zu den eigenen Emotionen zu finden, wenn man nicht sich selbst, sondern eine andere Person spielt. Dadurch haben junge Sängerinnen und Sänger (gerade in schwierigen Entwicklungsphasen) eine Ausdrucksmöglichkeit für das scheinbar Unausdrückbare. Das Singen und Erarbeiten von Theater-Songs bieten ein Ventil für Konflikte und Probleme. Sie sind die geeignete Plattform, eigene Gefühle aufzuarbeiten, ohne privat oder persönlich zu werden.

Um das Imitieren mit der häufig darauf folgenden Stimmproblematik zu vermeiden, kann man als Lehrkraft die Jugendlichen dazu bewegen, die Lieder mit ihren schon vorhandenen stimmlichen Mitteln zu singen. Musical-Songs werden oft mit einem bestimmten Sänger identifiziert. Ein junger Kehlkopf hat selten die Mittel, die Klangqualitäten eines Erwachsenen zu produzieren. Insofern die Stimmlage der eigenen Stimme entspricht, kann man fast jede Nummer mit den bereits vorhandenen Klangqualitäten gestalten. Es entsteht eine individuelle Interpretation des Liedes, die genauso gültig ist wie die Version des Profis. Dies fördert die Akzeptanz für die eigene Stimme und letztendlich für sich selbst. Die eigene Kreativität wird dadurch gefördert.

Die Individualität jeder Stimme ist von Natur aus vorbestimmt. Dazu gehören Klang, Emotion und Musikalität. Unsere Stimmen verkörpern und reflektieren unser ganzes Wesen. Wir betrügen junge Menschen um ihre persönliche Entwicklung, wenn sie mit den Qualitäten und (zum Teil) Einschränkungen ihrer Idole singen. Eine junge Stimme muss unbedingt jung klingen dürfen. Echter, ehrlicher Gesang ist wesentlich interessanter als ein Imitat. Man sollte den eigenen Klang erforschen und sich nicht an fremden Vorbildern orientieren.

Der Mensch ist geboren zum Singen. Frederik Husler und Yvonne Rodd-Marling haben das in ihrem Werk „Singen, die physische Natur des Stimmorganes" sehr treffend beschrieben:

> „Dass das Kehlorgan als spezifisches Gesangsinstrument geplant und angelegt ist, das lässt sich vielleicht schon daraus ersehen, dass sich die Stimmbandränder in eine harmonikale Ordnung aufteilen lassen, was kaum anderem dienen kann, als ‚zwecklose' ästhetische Sensationen hervorzurufen." [3]

Die Entwicklung der Gesangsstimme bezieht alles mit ein, was die Evolution dem Menschen mitgegeben hat: Körper, Geist, Verstand, Intellekt, Emotionen, Intuition, Reflexe. Wenn man das alles reaktiviert, kann man sagen, dass der Mensch durch Gesang vollkommen wird. Der natürliche Zustand des Menschen mit all seinen Komponenten wird wieder hergestellt. Die Musik- und Gesangslehrenden bringen den Menschen zurück auf seine echte Natur. So gesehen sind sie die wahren Umweltaktivisten!!!

Im 21. Jahrhundert sind wir aber sehr weit von unserer Natur entfernt, mit allen Konsequenzen. Wir leben in einer zunehmend unnatürlichen Welt. Das stimmliche Erbe, das wir von der Evolution bekommen haben, wird systematisch unterdrückt. Die Stimme eines Babys besitzt Tragfähigkeit, Ausdauer, Umfang und Modulierfähigkeit. Kinder werden sehr früh dazu erzogen, leise zu sein. Von einem Umfang von mehreren Oktaven verwenden wir drei bis fünf Halbtonschritte. Im Laufe der Zeit schlafen die stimmlichen und körperlichen Kräfte ein, die wir von Natur aus besitzen, werden blockiert oder sogar atrophiert. Die derzeit vorherrschenden Qualitäten von vielen modernen Sängern sind der Beweis für die stimmliche und körperliche Degeneration unserer Zeit.

Jede Emotion, z.B. lachen, weinen, stöhnen, seufzen, ist mit einer stimmlichen Äußerung verbunden. Diese natürlichen Laute gelten in unserer Zivilisation als peinlich oder kindisch. Dabei unterdrückt man nicht allein die Stimme, sondern auch die verknüpfte Emotion. Daher ist das Singen, gerade in sensiblen Entwicklungsphasen (z.B. in der Pubertät) von enormer Wichtigkeit.

Die heutige Gesellschaft ist widersprüchlich. Die Popularmusik, die die jungen Leute gerne hören, ist laut, häufig mit extremer Stimmgebung und von überladener Emotionalität. Doch stimmliche Lautstärke und ausgelebte Emotionalität werden im Alltag unterdrückt. In unserer Zivilisation ist die Stimme untrainiert. Wenn man dann das produzieren will, was diese Lieder von der Stimme verlangen, fehlen die Mittel.

Mit gutem Training und mit Zeit und viel Geduld entfaltet sich das individuelle Potenzial jeder einzelnen Stimme. Aber gerade Zeit und Geduld sind Qualitäten, die bei der jungen Generation nicht im Übermaß vorhanden sind. Der Gesang fällt dem Zeitgeist zum Opfer. Im Vortrag „On Millenials in the Workplace" von Simon Sinek [6], Journalist, Autor und Dozent für Kommunikation an der Columbia-Universität, beschreibt er eine Tendenz dieser Generation, die unsere Arbeit mit jungen Stimmen beeinträchtigt. Wir leben in einer Hochgeschwindigkeitsgesellschaft. Durch Google und Co. hat man in Sekundenschnelle Zugang zu jeglicher Information. Menschen sind sofort über Handys oder WhatsApp zu erreichen. Facebook sorgt für schnelle und zahlreiche Kontakte und schafft den Schein von schnell entwickelten Freundschaften und Beziehungen. Das hat alles Vorteile, aber dadurch haben gerade junge Menschen, die sich intensiv mit diesen Errungenschaften beschäftigen, weniger Gelegenheit, sich in Geduld zu üben. Sie sind nicht mehr gewöhnt, sich auf Prozesse einzulassen. Dadurch versucht man, eine langzeitige Entwicklung zu umgehen und auf der Überholspur zum Ziel zu kommen. Kurzfristige Erfolge werden erstrebt. Gerade in den Genres Pop- und Musical-Gesang tauchen fast stündlich neue, trendige Methoden auf, die gerade das versprechen. YouTube, ein beliebtes Medium bei dieser Generation, ist voll davon.

Manche Methoden verführen dazu, den inneren Prozess der Beziehungsaufnahme zu sich selbst und damit auch zur Welt zu umgehen. Man wendet Methoden an, dies bedeutet, man ist nicht selbst im Prozess. Die Anwendung von Methoden ist ein äußerer Weg, der nur kurzfristig scheinbare Erfolge bringt. Er ist sozusagen fremdbestimmt. Methoden haben oft eine sofortige Placebo-Wirkung, die in der Regel nicht sehr lange anhält. Es liegt aber in der menschlichen Natur, die leichteste Lösung zu suchen. Man könnte von einem sogenannten „Fast Food" für den Gesang sprechen: Die Lösung kommt sofort, die negativen Folgen kurz hinterher und das häufig mit bleibenden Schäden. Wir dürfen auf keinen Fall unphysiologische Muster bedienen, nur weil sie dem vermeintlichen Zeitgeist entsprechen.

Eine sinnvollere Lösung dieses Konflikts wäre es, eine stimmtechnische Basis effektiv zu erarbeiten, um den Herausforderungen des modernen Repertoires gerecht zu werden. Die Wiederherstellung der Gesangsstimme mit all ihren Komponenten ist ein komplexer Vorgang. Man darf die Arbeit der Gesangslehrerin und des Gesangslehrers nicht unterschätzen. Ein Sänger muss sein Instrument „bauen“, bevor er darauf spielen kann. Im Vergleich zum Klavierschüler wäre es so, als wenn er zuerst Klavierbau lernen müsste, bevor er auf dem Klavier überhaupt spielen lernt. Alle Muskeln, Bänder und Knorpel des Stimmorgans müssen in ihren Original-Zustand gebracht werden, bevor man die Stimme als Instrument „spielen“ kann. In der Regel hat die Stimme alles, was nötig ist, um jedes Repertoire zu bewältigen.

Der Grundaufbau der Stimme gehört zu jedem Unterricht. Diese Phase des Trainings ist genre-neutral. Formen wir als Lehrende eine Stimme in eine Popular- oder Operngesangsstimme? Sollen wir einen Sänger für den klassischen Gesang anders ausbilden als einen Pop- oder Musical-Sänger? Die negativen Folgen solcher spezialisierten Ziele sind vorprogrammiert, wenn die Stimmen einseitig ausgebildet werden. Sicherlich besteht die Rolle eines verantwortlichen Gesangslehrers darin, eine Stimme im Einklang mit ihrer Natur so auszubilden, dass sie in jeder Hinsicht gut funktioniert.

Form follows function. Wenn das Stimmorgan reflektorisch arbeitet, kann man in jedem oder sogar in mehreren Genres singen.

Oft stellt sich die Frage, inwiefern sich klassisches Training für Pop- und Musicalgesang eignet? Seit Jahrhunderten beweist die klassische Stimmbildung ihre Fähigkeiten, die physischen und technischen Voraussetzungen für die Bewältigung der enormen Beanspruchung der Stimmorgane zu schaffen.

Was verstehen wir unter dem Begriff *Bel Canto*? Peter Berne schafft Klarheit in seinem Vortrag über Bel Canto [1]. Die Benennung bezieht sich auf drei verschiedene Bereiche: eine Epoche, eine Gesangs-Stilistik und eine Gesangstechnik. Wir befassen uns mit dem Letzteren.

Bel Canto beschreibt eine Gesangstechnik, welche die höchste technische Vollkommenheit und Entwicklung aller Klangmöglichkeiten zum Zwecke eines differenzierten Vortrags anstrebt. Das Adjektiv „*bello*" bedeutet im Italienischen nicht nur „schön", sondern auch „richtig" oder „angemessen". Wenn ein Ton wirklich schön ist, vereinbart er Ästhetik mit Naturgesetzen. Ein „schöner" Ton kennt keine Grenzen. Der „schöne" Ton ist keine Frage der Ästhetik oder des Geschmacks, sondern der natürlichen Gesetzmäßigkeiten der Stimme.

In seinem Werk „Bel Canto, a History of Vocal Pedagogy" von James Stark heißt es:

> „Bel Canto bezieht sich weder ausschließlich auf eine einzige stilistische Epoche, noch ist es eine bestimmte Art, die Stimme einzusetzen. Es ist auf bestimmte stimmliche Gesetzmäßigkeiten aufgebaut. Diese Technik kann auf ein breites Spektrum von musikalischen Stilen aus vielen historischen Epochen übertragen werden, ohne ihre Integrität als fundamentale stimmliche Prinzipien zu verlieren. [...] Bel Canto ist eine Art zu Singen, in der eine fundamentale Stimmtechnik ein großes Spektrum an musikalischen Stilen auffängt." [7]

Bel Canto ist keine Methode. Es ist eine Arbeitsweise, welche die natürlichen Reflexe des Stimmorgans reaktiviert und koordiniert. Diese Technik ist auf eine Vielzahl von Genres übertragbar. Die Belcanto-Lehrer wussten, dass sich die Stimme in zwei Register unterteilt. Sie haben die Grundlage für die Entwicklung der Prinzipien der Stimmentwicklung begründet. Ihre Arbeit hat sich hauptsächlich auf die Ausbildung und Vereinigung der Register fokussiert.

Das Ziel von Bel Canto war und ist, die absolute Differenzierung des Spektrums der Stimme zu ermöglichen. Das bedeutet, dass die Stimme auf jedem Ton im gesamten Umfang, auf jedem Vokal jede Qualität produzieren kann. Dies ist ein sehr hohes Ziel und vielleicht selten erreichbar. Aber wir streben es an.

Die Prinzipien der alten Meister des Bel Cantos wurden von Cornelius L. Reid in seinem Werk über die „Funktionale Stimmentwicklung" [5] zusammengefasst. Als *Funktionale Stimmentwicklung* bezeichnet man die Ausbildung der Stimme auf Grundlage von natürlichen physiologischen Gesetzmäßigkeiten der Stimmfunktion. Das ist keine Methode, sondern eine Zusammenfassung von Prinzipien.

Jeder gesungene Ton lässt sich aus Tonhöhe, Lautstärke und dem Vokal zusammensetzen. Diese drei Parameter weisen eine Entsprechung in den Funktionen des Kehlkopfes auf. Sie sind demnach unmittelbar mit einer bestimmten Einstellung der Kehlkopfmuskulatur verknüpft. Aufgrund dieses direkten Zusammenhanges ist es möglich, durch gezielt angewandte Vokalisen bestimmte Stimm-Funktionen zu stimulieren und die damit verbundene Koordination der Kehlkopfmuskeln systematisch zu trainieren. Alle wesentlichen Übungen der Funktionalen Stimmentwicklung sind durch die differenzierte Zusammensetzung der elementaren Parameter (Vokal, Tonhöhe, Lautstärke) auf eine genaue stimmliche Anforderung zugeschnitten.

Die Stimme hat eine Selbstorganisations-Fähigkeit. Überartikulation, Überbrustung und erhöhter Atemdruck sind Kompensationsmechanismen, die die Selbstorganisation der Stimme nachhaltig blockieren. Die Stimme kann man nicht willentlich steuern. Die Mechanik der Stimme gehört zum größten Teil dem vegetativen Nervensystem. Die Übungen sind konzipiert, um Blockaden abzubauen und die inneren Reflexe zu wecken. Jegliche Manipulation von außen verhindert diesen Prozess. Die funktionale Arbeit bewirkt eine Reduktion der Kompensationsmuster und eine Aktivierung der reflektorischen Stimmfunktionen.

Da funktionales Training keine Methode ist, sondern eine Ansammlung von Prinzipien, erlangt man bei der technischen Arbeit viel Freiraum, solange man sich an diese Prinzipien hält.

Funktionaler Unterricht bildet die Stimme unmittelbar unter Einbezug von Vokalisen aus. Jede Übung wird genau auf das jeweilige Stimmproblem abgestimmt. Durch die Kombinationen von Tonhöhe, Lautstärke und Vokal werden die organischen Reflexe des Stimmorgans wieder hergestellt. Dieser Prozess grenzt oft an Stimmtherapie. Heute wird vielmehr versucht, nach verbaler Anweisung eine bewusste Steuerung körperlicher Vorgänge, wie die des Atmens oder der Ansatzrohr-Einstellung vorzunehmen, die mit dem Phänomen Stimme assoziiert sind, in der Hoffnung, dadurch eine Verbesserung der Stimmqualität zu erzielen. Themen wie Atmung, Resonanz und Stütze finden in den ersten Bel Canto-Phasen gar keine Erwähnung.

Man arbeitet vielmehr nach dem Prinzip, dass die Atmung und die Resonanz-Faktoren dem Kehlkopf untergeordnet sind.

Wie überzeugen wir junge Sänger, in diesen komplexen Prozess mit einzusteigen? Da die innere Mechanik der Stimme nicht sichtbar ist, arbeitet der Gesangslehrer mit funktionalem Hören, um eine Analyse des Zustands der Stimme zu machen. Jede Klangfarbe, jede Bewegung und jedes Geräusch geben wertvolle Informationen, die in einer Diagnostik verarbeitet werden. Danach werden Übungen auf die aktuelle Problematik konzipiert und angewendet. Dieser Prozess ist häufig für die Schülerinnen und Schüler mit Kontrollverlust (wie z.B. Instabilität der Tongebung oder Intonationsschwankungen) verbunden. Das ist für junge Sängerinnen und Sänger oft unangenehm. Aber schon nach einigen Wiederholungen ist oft eine spürbare und hörbare Veränderung zu verzeichnen.

Literaturangaben

[1]   Bernes P (2016) Lecture on Bel Canto. https://www.youtube.com/watch?v=xt2mo2Wea0s

[2]   Husler F, Rodd-Marling Y (1965) Singen. Die physische Natur des Stimmorgans. Schott, Mainz

[3]   Reid CL (1975) Bel Canto. Principles and Practices. New York, Patelson

[4]   Reid CL (1994) Funktionale Stimmentwicklung. Schott, Mainz

[5]   Sinek S (2016) On Millenials in the Workplace. https://www.youtube.com/watch?v=hER0Qp6QJNU

[6]   Stark J (1999) Bel Canto. A History of Vocal Pedagogy. Toronto, University of Toronto Press

Der Chorpass

Nils Ole Peters

Wie viele andere Knabenchöre, beruht auch der Knabenchor Hannover auf einem Gruppensystem, das der Chorsänger während seiner aktiven Zeit im Chor durchläuft. Am Anfang steht die dreijährige Vorklasse, in die interessierte Knaben ab dem fünften Lebensjahr aufgenommen werden können und in der die sängerischen, musikalischen und chorpraktischen Grundlagen gelegt werden. Mit etwa neun Jahren wechseln die Knaben in den Hauptchor, der wiederum aus vier aufeinander aufbauenden Gruppen besteht: Die Gruppen 4 und 3 bilden den Nachwuchschor, die Gruppen 2 und 1 den Konzertchor, wobei nur die Gruppe 1 zusammen mit den Männerstimmen die Konzerte singt. Um sich als ambitionierter Knabenchor bundesweit präsentieren zu können und wegen der zeitlichen Begrenzung durch den Stimmwechsel, ist eine zielgerichtete und effiziente Ausbildung der Sänger notwendig. Trotz seines hohen Anspruches nimmt der Knabenchor Hannover grundsätzlich jeden interessierten Sänger auf, sofern er über geeignete stimmliche Voraussetzungen verfügt. Wir sehen es als unsere Aufgabe, alle notwendigen stimmlichen, musiktheoretischen, aber auch soziale und andere persönliche Fähigkeiten im Laufe der Ausbildung zu vermitteln.

Auch wenn durchaus auch soziale und andere Aspekte berücksichtigt werden, erfolgen die Beförderungen im Gruppensystem grundsätzlich aufgrund der erbrachten chorischen Leistungen. Um die Knaben möglichst gerecht und für alle Beteiligten nachvollziehbar zu beurteilen, haben wir Kriterien entwickelt, die die Ausbildung im Knabenchor aus unserer Sicht umfassend widerspiegeln – eine Art Curriculum. Diese Kriterien sind im Chorpass zusammengefasst, den jeder Knabe mit Eintritt in den Nachwuchschor erhält und mit dessen Vervollständigung er schließlich in den Konzertchor befördert wird. Wenn ein Knabe eine der im Chorpass genannten Aufgaben erfüllt hat, bekommt er hierfür einen entsprechenden Klebepunkt. Sobald alle Punkte erworben sind, kann er zur nächsten Gelegenheit in die nächsthöhere Chorgruppe befördert werden. Da sich der Chorpass auf den Nachwuchschor (Gruppen 4 und 3) bezieht, gibt es jeweils eine

Spalte für eine Beförderung in die Gruppe 3 und die Gruppe 2. Die Chorpässe werden regelmäßig für „Klebe-Runden" eingesammelt, die Beförderungen selbst erfolgen aus chorpraktischen Gründen immer zu bestimmten, sinnvollen Zeitpunkten.

Der Chorpass dient in erster Linie als Dokumentation, quasi um alles „schwarz auf weiß" zu haben und auch das eine oder andere nachlesen zu können. Er ist nur ein Teil unserer Rückmeldungen an die Knaben. Bei der Rückgabe werden die Chorpässe stets ausführlich besprochen, damit Rückfragen möglich sind oder das eine oder andere Detail genauer erklärt werden kann. Die Knaben freuen sich natürlich, wenn sie in den Chorgruppen vorankommen. Gleichzeitig nehmen sie sehr genau wahr, welcher ihrer Mitsänger wann befördert wird, weswegen eine gewisse Konkurrenzsituation unter den Knaben unumgänglich und nachvollziehbar ist – nicht zuletzt, weil die Plätze in höheren Gruppen begrenzt sind. Umso wichtiger ist eine transparente, gerechte, ehrliche, wertschätzende und gut begründete Rückmeldung von Seiten der Lehrer.

Der Chorpass soll den Knaben vor allem aufzeigen, was sie schon alles können und erst auf den zweiten Blick, wo noch Arbeitsfelder bestehen. Im Vordergrund steht die positive und konstruktive Formulierung konkreter chorrelevanter Ziele – so konkret wie möglich, aber auch so allgemein wie möglich, um Spielraum für individuelle stimmliche, musikalische und persönliche Entwicklungswege zu lassen. Ganz wichtig war uns eine für Kinder verständliche und hochwertige Aufmachung, die zur häufigen Nutzung des Chorpasses als „Nachschlagewerk" ermutigt und dem Ganzen eine gewisse Wichtigkeit verleiht.

Der Chorpass ist in sechs Abschnitte gegliedert:

Schön singen

Hier geht es um gesangstechnische und musikalische Grundlagen wie Haltung, Atmung, Artikulation, Resonanz, Register, Toneinsätze, Vokalausgleich, Sprachbetonung und die Fähigkeit, sich klanglich ins Ensemble einzufügen.

Sinnvoll proben

Hier geht es um Konzentrationsfähigkeit, Kontakt zum Chorleiter zu wichtigen Momenten („Schlüsselmoment"), das Erinnern von musikalischen Vereinbarungen, das zügige Eintragen wichtiger Dinge in die Noten, aber auch um Basics wie das Dabeihaben und das Nutzen eines Bleistiftes sowie das schnelle Finden der Noten in der Mappe.

Musik machen

Hier geht es z.B. um das Nachsingen einer gesungenen oder gespielten Melodie und das Nachklatschen eines einfachen bzw. anspruchsvollen Rhythmus.

Professionell auftreten

Hier geht es um den Kontakt zum Chorleiter während des Auftrittes und das körperliche Durchhalten eines längeren Konzertes, aber auch um das Dabeihaben der kompletten Konzertkleidung und das angemessene Benehmen vor, während und nach dem Konzert.

Chorleben

Hier geht es um das pünktliche Erscheinen zur und das zuverlässige Abmelden von der Probe, den pfleglichen Umgang mit den Noten und unserem Probenort (unserem „Chorheim") und – ganz wichtig – den respektvollen und freundlichen Umgang mit den Mitsängern und Mitarbeitern.

Musik verstehen

Hier geht es u.a. um das sichere Verfolgen der eigenen Stimme in den Noten, die Kenntnis der wichtigsten musikalischen Symbole, Notennamen und -werte sowie weiterer wichtiger musiktheoretischer Grundlagen. Damit alle jungen Sänger möglichst rasch auf demselben Stand sind, gibt es zu Beginn des Nachwuchschores einen gesonderten mehrwöchigen Theorieunterricht.

sinnvoll proben

⇨3   ⇨2

Ich kann mich in der Probe über
mind. 2 / mind. 3 Std. konzentrieren
und lenke niemanden ab.

Ich habe in Schlüsselmomenten
Blickkontakt zum Lehrer.

Ich kann die Noten in meiner Mappe
schnell finden und herausnehmen.

Ich kann Vereinbarungen und Ansagen
nach Erinnerung umsetzen.

Ich habe einen Bleistift dabei.

Ich kann wichtige Dinge schnell und
sicher in meine Noten eintragen.

6

Abb. 1: Ausschnitt aus dem Chorpass (links)

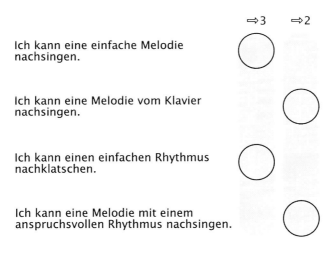

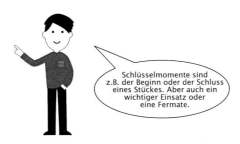

Abb. 1: Ausschnitt aus dem Chorpass (rechts)

Den Abschluss des Chorpasses bildet ein „Check-Up Konzertkleidung", um eventuellen Überraschungen, wie zu kurz gewordenen Hosenbeinen, ungekämmten Haaren o.ä. am Konzerttag vorzubeugen. Auf der Rückseite finden die jungen Chorsänger dann noch die wichtigsten Eintragungen mitsamt Erklärung zu den dazugehörigen Symbolen zum raschen Nachschlagen während der Probe.

Neben der Notwendigkeit einer zielorientierten Arbeit und konkreter Ziele bin ich davon überzeugt, dass ein Chor enorm von der Individualität seiner Chorsänger profitiert und sich jeder Sänger mit seinen ganz eigenen Fähigkeiten und seiner Persönlichkeit einbringen soll und darf. Die im Chorpass genannten Ziele sind mitnichten der Versuch, alle Sänger über einen Kamm zu scheren. In Gesprächen mit den Knaben zeigt sich durchaus eine große Akzeptanz in Bezug auf die konkrete Formulierung der chorrelevanten Ziele und der damit verbundenen Verbindlichkeit und Transparenz – jeder weiß genau, woran er ist und was zu tun ist. Gerade die ausführlichen mündlichen Erläuterungen der „Kleberunden"-Ergebnisse innerhalb der einzelnen Chorgruppen nehmen die Knaben begeistert und interessiert an. Schon mehrfach ergaben sich in diesem Zusammenhang interessante Diskussionen mit den Knaben und so mancher Punkt konnte aufgrund der positiven Rückmeldungen anderer Knaben nachgeklebt werden. So bieten die Chorpässe auch immer eine Möglichkeit, miteinander ins Gespräch zu kommen und die Knaben aktiv mit einzubeziehen. Ebenso ist es auch für uns Lehrer eine wertvolle Möglichkeit, die Leistungen unserer Sänger umfassend und vor allem möglichst gerecht und fair zu beurteilen. Für uns im Knabenchor Hannover hat sich die Arbeit am und mit dem Chorpass also in jedem Falle gelohnt.

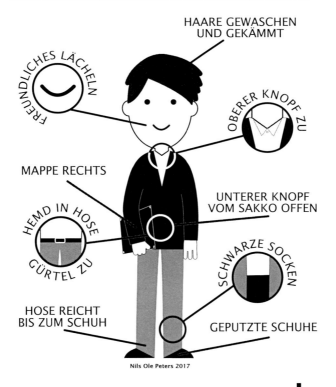

Abb. 2: Check-up Konzertkleidung

Steigere die Leistung durch ein verbessertes Gehirn – Life Kinetik®

HORST LUTZ

Chorprobe: Der Chorleiter gibt das Zeichen zum Beginn eines neuen Musikstücks. Alle sind hoch konzentriert bei der Sache. Die Sänger starren auf die Partitur und versuchen gleichzeitig, den Chorleiter zu beobachten. Der Chorleiter hat ebenfalls die Partitur im Blick, muss aber auch seine Schützlinge im Auge behalten. Natürlich klappt nicht alles sofort. Einige treffen die Töne nicht exakt, einige sind zu früh oder zu spät dran, die Dynamik passt noch nicht. Trotzdem gibt jeder sein Bestes, um die Ungereimtheiten zu „überhören". Bis etwa zur Hälfte des Stücks gelingt das auch noch halbwegs. Plötzlich klingelt ein Handy! Sofort ist es vorbei. Die Stimmen verstummen, alle blicken um sich, der Chorleiter zieht seine finsterste Miene auf. Schließlich starren alle auf den Verursacher, der verschämt in seiner Hosentasche kramt und verzweifelt versucht, das Handy zu beruhigen.

Eine typische Situation, die jeder auch aus seinem Alltag kennt. Wir sollen möglichst perfekt funktionieren, alles im Blick haben, Fehler vermeiden, auf dem Laufenden bleiben, nichts vergessen und dabei idealerweise nett und höflich sein.

Das gelingt uns nur, wenn wir es schaffen, unsere Wahrnehmung so zu steuern, dass wir Wichtiges vom Unwichtigen trennen, um darauf basierend möglichst schnell die richtige Handlung zu planen und in die Tat umzusetzen.

Bestimmt denken Sie jetzt, dass dabei auch noch die Rahmenbedingungen der Situation eine entscheidende Rolle spielen. Schließlich ist es ein Unterschied, ob ein Fehler maximal dazu führt, dass der Chorleiter böse ist, oder ob der Fehler darüber entscheidet, ob ein Menschenleben gerettet werden kann. Gilt also die Regel, je höher der Druck, desto höher der Stresslevel?

Keinesfalls! Wir selbst bestimmen, ob eine Situation in uns Stress erzeugt oder nicht. Eine Situation an sich ist in den meisten Fällen neutral. Sie glauben das nicht? Die Situation mit dem Handy-Klingeln in der Chorprobe ist doch auf jeden Fall maximaler Stress für denjenigen, dessen Handy klingelt, oder?

Was wäre aber, wenn der Chorleiter ihn vorher gebeten hätte, sein Handy klingeln zu lassen, um den Sängern aufzuzeigen, dass es Ziel sein muss, sich durch nichts durcheinander bringen zu lassen? Wie hoch wäre dann sein Stresslevel wohl gewesen? Was wäre, wenn der Handy-Klingler schon maximalen Stress hatte, weil die neben ihm stehenden Chormitglieder extrem daneben lagen? Das Klingeln wäre in diesem Fall eine Erlösung gewesen, die den Stresslevel möglicherweise sogar gesenkt hätte. Es kommt also häufig darauf an, was wir aus einer Situation machen.

Ein lediglich rund 1500 Gramm schweres Organ mit seinen rund 100 Milliarden Zellen namens Gehirn steuert das alles. Manchmal besser, manchmal nicht so erfolgreich. Woran liegt das? Müssen wir uns mit der augenblicklichen Situation zufriedengeben oder lässt sich da etwas machen?

Die gute Nachricht: Selbstverständlich lässt sich daran etwas machen! Mit Life Kinetik®!

Wie funktioniert Lernen?

Beim Lernen spielt der Begriff synaptische Plastizität [1], also Lernen durch eine Neuordnung der Vernetzung von Gehirnzellen bzw. durch Schaffung neuer Verbindungen oder sogar neuer Gehirnzellen (Neuronen), eine elementare Rolle. Diese Fähigkeit kann sich aber nur entfalten, wenn gewisse Bedingungen vorherrschen. Neurowissenschaftliche Befunde und Zusammenhänge verweisen darauf, dass Dopaminausschüttungen solche Vorgänge synaptischer Plastizität fördern und motorische Lernvorgänge auslösen können [2, 3]. Hierbei scheinen die Neuartigkeit der Gehirnaufgabe [4] und der unerwartete Bewegungserfolg [5] eine zentrale Rolle zu spielen. Dies bedeutet, dass die überraschend erfolgreiche Bewältigung einer neuartigen Bewegungsaufgabe im Gehirn strukturelle Veränderungen in Gang setzt.

Um kontinuierlich neuronale Lernvorgänge zu provozieren, sind somit insbesondere neuartige und ungewohnte Bewegungsaufgaben anzusteuern, wobei ein Aufgabenwechsel erfolgen sollte, sobald im Üben eine Routine auftritt. Singer [12] und Beck [2] konnten zeigen, dass einzelne Gehirnzellen in viele unterschiedliche Leistungen eingebunden werden können. Neuartige Bewegungsaufgaben, die die Einbindung bisher nicht miteinander aktivierter Neuronenpopulationen erfordern, erhöhen die Wahrscheinlichkeit neuronaler Lernvorgänge.

Genau diesen Aspekt macht sich Life Kinetik® zunutze.

Ressourcen-Boost Life Kinetik®

Spaßige, auf Wahrnehmung beruhende, koordinative und kognitive Übungen helfen, Gehirnfunktionen zu stimulieren und zu verbessern, neuronale Verbindungen zu stärken und neue zu schaffen. Mehr neuronale Verbindungen führen zu einer Leistungssteigerung im Alltag.

Die simple Formel lautet also: Wahrnehmung + Bewegung + Kognition = mehr Leistung. Ganz korrekt ist diese Formel natürlich nicht. Genau genommen müsste es heißen: „Das Training von Wahrnehmung, Bewegung und Kognition in einer ganz bestimmten Art und Weise führt zu einer verbesserten Konnektivität zwischen den Gehirnzellen, was dann die Leistungsfähigkeit des Gehirns steigert."

Die meisten Menschen gehen davon aus, dass sie sich nur dann in einem bestimmten Bereich verbessern, wenn sie diesen Bereich bis zur Perfektion trainieren. Das liegt daran, weil sie das ständig erleben. Wer täglich acht Stunden Klavier übt, wird ein besserer Klavierspieler. Wer täglich 50 Vokabeln lernt, wird eine Sprache besser beherrschen. Wer täglich den Tennisaufschlag übt, wird erfolgreichere Aufschläge machen.

Das ist aber nur eine Möglichkeit, sich zu verbessern. Sie basiert darauf, die vorhandenen Ressourcen bestmöglich auszuschöpfen. Was wäre aber, wenn ich zuerst oder parallel dazu die Ressourcen verbessere?

Wenn meine Augenmuskulatur nicht sauber arbeitet, ich deswegen eine Leseschwäche habe und die Partitur nicht fehlerfrei lesen kann, muss ich zunächst die Augenmuskulatur trainieren. Wenn ich mir die Bedeutung der Zeichen des Chorleiters nicht merken kann, muss ich zuerst die Kapazität meines Arbeitsgedächtnisses verbessern. Wenn ich es körperlich nicht schaffe, einen ganzen Tag stehen zu können, werde ich als Chirurg keine schweren und lang andauernden Operationen durchführen können.

Dazu ein persönliches Beispiel: Ich habe mich mit 52 Jahren entschieden, Gitarre spielen zu lernen. Zu Beginn lief es für meine Bedürfnisse recht gut. Obwohl andere, viel jüngere Teilnehmer des Kurses große Schwierigkeiten damit hatten, während des Spiels zu singen, litt mein Spiel nicht darunter, auch wenn die Anwesenden durch meine mangelnde Gesangskunst leiden mussten. Dann jedoch kamen Griffe, die ich nicht ausführen konnte, weil meine Fingerbeweglichkeit dazu nicht ausreichte. Ich musste also zunächst die Voraussetzungen dazu schaffen, indem ich die Fähigkeit, meine Finger entsprechend weit zu spreizen, trainierte. Erst danach konnte sich mein Gitarrenspiel weiter verbessern.

Ich habe mit Life Kinetik® also nur ein einziges Ziel: Ich möchte die Teilnehmer so fordern, dass ihr Gehirn gezwungen wird, neue Verbindungen zu schaffen oder bestehende Verbindungen neu zu ordnen, damit die gestellte Aufgabe zu bewältigen ist. Die dadurch neu hergestellten Bahnungen können dann im Alltag dazu benutzt werden, die geforderten Aufgaben besser zu meistern. Life Kinetik® ersetzt also nicht das klassische Üben und Trainieren, sondern es ergänzt es auf wunderbare Weise.

Da ich keine speziellen Fähigkeiten stärken, sondern lediglich das generelle Ressourcen-Niveau anheben möchte, ist es auch nicht notwendig, die Übungen an bestimmte Personen anzupassen. Jeder Mensch kann das gleiche Life Kinetik®-Training durchführen und wird davon profitieren, ganz gleichgültig, ob er Kindergartenkind, Schüler, Berufstätiger, Sportler oder Rentner ist.

Life Kinetik® und die Wissenschaft

Jeder bringt andere Voraussetzungen mit. Daher kann ich nicht vorhersagen, in welchen Bereichen sich jemand verändern wird. Ich weiß lediglich, dass sich ganz sicher etwas tun wird. Das konnten über 30 wissenschaftliche Untersuchungen von verschiedenen Instituten eindeutig bestätigen.

Das Central Institute of Mental Health in Mannheim [6] konnte mit Hilfe von MRT-Aufnahmen zeigen, dass die Konnektivität verschiedener Gehirnareale während eines dreimonatigen Life Kinetik®-Trainings (60 min pro Woche) deutlich anstieg. Es zeigte sich eine bessere Vernetzung zwischen den visuo-motorischen und audio-motorischen Bereichen, aber auch zwischen den Arealen, die für Fehlerbearbeitung und Motoriksteuerung zuständig sind. Andere Untersuchungen zeigen signifikante Steigerungen der fluiden Intelligenzleistung [8], der Stressresistenz [15] oder der Erholungsfähigkeit [14].

Letzteres könnte gerade für Lehrer ein wichtiger Aspekt sein. Schließlich liegt das Burn-Out-Risiko in dieser Berufsgruppe bei fast 30%! Gemessen mit dem Copenhagen-Burnout-Inventory auf Basis von Speichel-, Urin-, Herzratenvariabilitäts- und Gehirnfunktionsmessungen konnte das Burn-Out-Risiko innerhalb von drei Monaten bei 78% der Probanden um fast 25% gesenkt werden [15].

Kinder verbessern ihre schulischen Leistungen ebenso deutlich wie ihre körperlichen Fähigkeiten [7]. Insbesondere in Mathematik waren erstaunliche Steigerungen zu verzeichnen [9]. Dabei spielt insbesondere in Geometrie die mentale Rotationsfähigkeit eine große Rolle, die durch Life Kinetik® massiv zunahm [11]. Die Schüler konnten nicht nur ihre Verarbeitungsgeschwindigkeit erhöhen, sondern gleichzeitig die Fehlerquote fast halbieren [12].

Besonders interessant im Zusammenhang mit Lehrtätigkeiten jeglicher Art ist aber, dass Life Kinetik® tatsächlich den Dopaminspiegel erhöht [14]. Dadurch kann ein Klima geschaffen werden, in dem der Lernende besonders motiviert und lernfähig ist. Somit lassen sich mehrere Fliegen mit einer Klappe schlagen: Neben den eben erwähnten Anpassungsvorgängen zaubert Life Kinetik® den Schülern ein Lächeln ins Gesicht und sie sind aufnahmefähiger für die danach folgende eigentliche Lerneinheit.

Wie funktioniert dieses Life Kinetik®?

Jede Life Kinetik®-Übung besteht aus drei Bausteinen. Eine körperliche Bewegung wird so mit einer Wahrnehmungsaufgabe und mindestens einer kognitiven Aufgabe kombiniert, dass sie für die Teilnehmer eine völlig neuartige Herausforderung darstellt. Um sie zu bewältigen, sucht das Gehirn nach geeigneten Wegen. Wenn es keine passenden findet, wird es aktiv und schafft neue Verbindungen.

Da die meisten Life Kinetik®-Übungsaufgaben sehr ungewöhnlich sind, wäre ein Automatisieren wenig hilfreich. Schließlich werden die Übungen im Alltag nirgendwo benötigt und dennoch wären sie in den sogenannten Basalganglien verankert und könnten, wie beispielsweise das Radfahren, jederzeit abgerufen werden. Es wäre also eine Anhäufung von unnötigem Wissen. Wenn das Üben aber mit der Grobform aufhört, werden die neu geschaffenen Verbindungen dann für die täglichen Aufgaben eingesetzt. Deshalb üben wir nur so lange, bis von zehn Versuchen drei bis vier funktionieren. Dann kommt schon die nächste Variation. Dieses Vorgehen ist äußerst ungewöhnlich und deshalb sehr gewöhnungsbedürftig. Schließlich ist jeder, insbesondere Musiker, daran gewöhnt, so lange zu üben, bis es perfekt klappt. Bei Life Kinetik® ist das anders: Wer scheitert, hat Erfolg! Weil sich nur dann die Gehirnstruktur verändert, wenn wir etwas tun, das wir nicht können. Wer diese Vorgehensweise nach etwa drei bis vier Wochen akzeptieren kann, wird dieses Training lieben, weil es keinerlei Druck gibt. Wer nichts kann, ist im Vorteil! Wo im Leben gibt es das schon?

Hinzu kommt noch, dass durch das ständige Scheitern lustige Bewegungskapriolen entstehen, die insbesondere in Gruppen viel Gelächter auslösen. Zunächst ärgert man sich zwar etwas, aber wenn man dann sieht, dass alle anderen die gleichen Probleme haben, ist es plötzlich lustig.

Die Life Kinetik®-Trainingsstruktur

Die Bewegungsaufgaben zum Training des ersten Trainingsbereiches *„flexible Körperbeherrschung"* werden unterteilt in *Bewegungswechsel* (rascher Wechsel von einer Bewegung auf eine andere), *Bewegungskette* (Kombination von mindestens zwei Bewegungen) und *Bewegungsfluss* (eine kontinuierlich gleichförmige Bewegung wird mit einer plötzlichen Herausforderung konfrontiert).

Um den zweiten Trainingsbereich, die „*optimale Wahrnehmung*", zu schulen, kommt entweder eine *visuelle, auditive* oder *somatosensorische* (= Körperwahrnehmung) Wahrnehmungsaufgabe hinzu.

Als dritter Baustein werden *kognitive Aufgaben* für das *Arbeitsgedächtnis*, die *Aufmerksamkeit* und die *fluide Intelligenz* (= Problemlösungsintelligenz) integriert.

Hierzu einfach ein Beispiel. Die nachfolgende Übung „Parallelball" stammt aus dem Basiskomplex *Bewegungskette* [10]. Sie verbindet zwei Bewegungen miteinander, die für sich alleine genommen sehr einfach sind, in Kombination aber stark herausfordern. Sie brauchen dazu zwei kleine Bälle, in jeder Hand einen. Jetzt werden die beiden Übungen kurz losgelöst voneinander durchgeführt:

1. Kreuzen Sie beide Unterarme so, dass einmal der rechte und einmal der linke Unterarm oben ist.

2. Werfen Sie mehrmals beide Bälle senkrecht ca. 20 cm nach oben und fangen Sie diese wieder.

Nun kommt die eigentliche Übung: Sie kombinieren beide Bewegungen, indem Sie die beiden Bälle nach oben werfen, die Hände kreuzen und die Bälle mit gekreuzten Händen wieder auffangen. Dann werfen die gekreuzten Arme die Bälle wieder senkrecht nach oben, die Kreuzung der Arme wird aufgehoben und die parallelen Hände fangen die Bälle wieder.

Denken Sie daran: Es macht nichts, wenn es nicht gleich klappt, denn nur dann ist Ihr Gehirn aktiv. Wenn von zehn Versuchen drei bis vier klappen, ist es Zeit, die Übung zu ändern. Sie haben nämlich bestimmt immer die gleiche Hand oben gekreuzt, weil das Ihre Schokoladenseite ist. Versuchen Sie nun also die Übung noch einmal, aber nun soll die andere Hand oben kreuzen. Sollte es Ihnen wieder gelingen, wäre als nächster Schritt der Wechsel zwischen links oben und rechts oben angezeigt.

Bestimmt empfinden Sie diese Übung schon als Herausforderung, dabei haben wir noch keine Wahrnehmungsaufgabe und auch keine kognitive Aufgabe integriert.

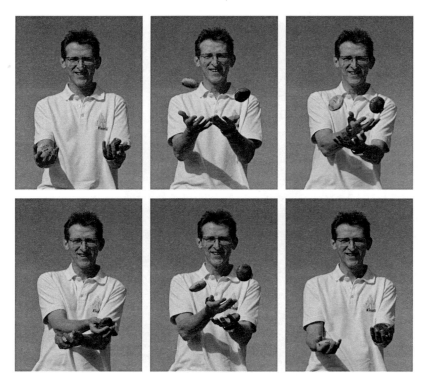

Abb. 1: Übungsbeispiel

Als *visuelle Wahrnehmungsaufgabe* könnten Sie beispielsweise den Kopf fixieren und einen der beiden Bälle nur mit den Augen genau verfolgen. Das integriert die *Augenfolgebewegung*.

Sie könnten sich aber auch von einer zweiten Person mit Hilfe von verschiedenen Tönen ansagen lassen, ob Sie beim Kreuzen die rechte oder die linke Hand oben haben sollen. Zum Beispiel könnten Sie festlegen, dass die C-Dur-Tonleitertöne c – d – e – f – g – a – h – c folgende Bedeutung erhalten: c – e – g – h = linke Hand oben, d – f – a – c = rechte Hand oben. Das bezieht die *Klanganalyse* und somit eine *auditive Wahrnehmung* mit ein.

Sie könnten aber auch die Übung im Einbeinstand absolvieren. Dann müsste Ihr Körper alle Meldungen der Sehnen, Gelenke, Muskeln, Haut und des Gleichgewichtsorgans viel genauer analysieren, um stehen zu bleiben. Damit bauen wir mit der *Körperpositionierung* einen *somatosensorischen* Baustein mit ein.

Kommen wir zurück zur zweiten Aufgabe mit der Analyse der Tonleitertöne. In dieser Übung haben wir durch das Anspielen des Tons gleichzeitig auch schon zwei kognitive Zusatzaufgaben eingebaut. Um sich die Zuordnung der Tonleitertöne merken zu können, nutzen Sie Ihr *Arbeitsgedächtnis*. Gleichzeitig erfordert die Analyse der Töne ein hohes Maß an akustischer *Aufmerksamkeit*. Wenn Sie jetzt noch unmittelbar nach dem Erklingen des Tons mit dem dazu passenden Buchstaben ein Wort bilden müssen, brauchen Sie dazu Zugriff auf Ihr vorhandenes Wissen, einem Teilbereich der *fluiden Intelligenzleistung*. Beispiel: Sie hören „g" und sagen „Gruppe".

Mit der speziellen Life Kinetik®-Trainingslehre können so nach und nach alle Gehirnareale in die Übungen mit einbezogen werden, so dass eine möglichst umfassende Vernetzung stattfinden kann. Eine einmal durchgeführte Übung wird nie wieder auf die gleiche Art und Weise durchgeführt. Deshalb ist ein großer Übungsfundus von ca. 2.000 Übungen mit mehreren Milliarden Variationen nötig, den jeder Teilnehmer einer Life Kinetik®-Ausbildung an die Hand bekommt.

Eine Sache liegt mir noch am Herzen. Kurz vor dem endgültigen Shut-Down durch die Corona-Pandemie durfte ich diese unglaublich dynamische Kongress-Teilnehmer-Schar erleben. Seit über 17 Jahren bin ich mit dem Thema Life Kinetik® auf verschiedensten Kongressen unterwegs. Meine zwei bisher schönsten Veranstaltungen waren mit Musikern und Sängern, einmal in Freiburg und einmal in München. Dieses Leipziger Symposium zur Kinder- und Jugendstimme 2020 hat das noch einmal getoppt. Noch nie wurde ich von der ansteckenden Freude und Freundlichkeit der Teilnehmer und der äußerst positiven, aufgeschlossenen und wissbegierigen Stimmung im Saal so sehr geflasht! Vielen Dank, dass ich ein Teil dieser großartigen Veranstaltung sein durfte!

Literaturangaben

[1]   Bear MF, Connors BW, Paradiso MA (2006) Neuroscience.
       Exploring the brain. Lippincott, Williams & Wilkins, Balti-
       more

[2]   Beck F (2005) Dopaminerg vermittelte Ausbildung interner
       Bewegungsrepräsentationen. Sportwissenschaft 35(4):403-14

[3]   Beck F (2008) Sportmotorik und Gehirn. Sportwissenschaft
       38(4):423-50

[4]   Beck F, Beckmann J (2009a) Werden sportmotorisch relevan-
       te Handlungs-Effekt-Verknüpfungen über dopaminerge Neu-
       romodulation vermittelt? Deutsche Zeitschrift für Sportme-
       dizin 2:36-40

[5]   Beck F, Beckmann J (2009b) Die Bedeutung striataler Plasti-
       zitätsvorgänge und unerwarteten Bewegungserfolgs für sport-
       motorisches Lernen. Sportwissenschaft 40(1):19-25

[6]   Demirakca T, Cardinale V, Dehn S, Ruf M, Ende G (2016)
       The exercising brain: changes in functional connectivity in-
       duced by an integrated multimodal cognitive and whole-body
       coordination training. In: Neural Plast 2016:8240894, Volltext
       frei

[7]   Feltes F (2011) Entwicklung und Durchführung eines Kon-
       zeptes zur Verbesserung der motorischen und kognitiven
       Fähigkeiten durch Bewegungspausen – Integration von Life
       Kinetik®-Übungen in den Unterricht einer 6. Klasse. Ex-
       amensarbeit zur zweiten Staatsprüfung für das Lehramt an
       Schulen. ZfsL Vettweiß (unveröffentlicht)

[8]   Grünke M (2011) Die Effekte des Life Kinetik®-Trainings auf
       die Aufmerksamkeits- und die Fluide Intelligenzleistung von
       Kindern mit gravierenden Lernproblemen. Heilpädagogische
       Forschung, Band 37, Heft 1

[9]   Haas CS, Scholz M (2011) Qualitative Untersuchung des Ein-
       flusses von Life Kinetik® auf die kognitive Leistungsfähigkeit

bei Grundschülern. Philosophisch-Sozialwissenschaftliche Fakultät der Universität Augsburg, Institut für Sportwissenschaft (unveröffentlicht)

[10] Lutz H (2017) Life Kinetik® – Bewegung macht Hirn, Meyer & Meyer, Aachen

[11] Pietsch S, Böttcher C, Jansen P (2017) Cognitive motor coordination training improves mental rotation performance in primary school-aged children. Mind, Brain, and Education 4:176-80

[12] Reuss C (2013) Aufmerksamkeit und Reaktionsgeschwindigkeit in Abhängigkeit eines Life Kinetik®-Trainings bei 12-jährigen Nachwuchsathleten. Technische Universität Darmstadt, Fachbereich Humanwissenschaft, Institut für Sportwissenschaften (unveröffentlicht)

[13] Singer W (1999) Neuronal Synchrony: A versatile code for the definition of relations? Neuron 2:9-65

[14] Wolf F, Wolf A (2014a) Beurteilung der Wirksamkeit der täglichen „Life Kinetik®-10-Minuten-Bewegungspause" im Hinblick auf das Präventionsprinzip „Förderung von Entspannung" in einer Pilotstudie. YourPreventionTM, Stuttgart (unveröffentlicht)

[15] Wolf F, Wolf A (2014b) Beurteilung der Wirksamkeit des Life Kinetik®-Präventionskurses „Entspannung = weniger Stress" im Hinblick auf das Präventionsprinzip „Förderung von Entspannung" in einer Pilotstudie. YourPreventionTM, Stuttgart (unveröffentlicht)

Weitere Informationen finden Sie unter www.lifekinetik.com.

Portraits der Autoren

PD Dr. med. habil. M. Döhnert (Leipzig)

Facharzt für Kinder- und Jugendpsychiatrie und Psychotherapie, Oberarzt und stellv. Klinikdirektor der Klinik und Poliklinik für Psychiatrie, Psychotherapie und Psychosomatik des Kindes- und Jugendalters, Universitätsklinikum Leipzig

Geboren 1969 in Wurzen bei Leipzig. Studium der Humanmedizin an der Universität Leipzig von 1991 bis 1997. Anschließend bis 2006 Facharztausbildung zum Kinder- und Jugendpsychiater in Leipzig, Erfurt, Weimar und Zürich. 1999 promoviert zum Thema Stressbelastung pflegender Angehöriger. Seit 2006 Facharzt für Kinder- und Jugendpsychiatrie und Psychotherapie. 2016 habilitiert zu neurophysiologischer Forschung mit Kindern und Jugendlichen mit ADHS (Aufmerksamkeitsdefizit-/Hyperaktivitätsstörung) und Depressiven Erkrankungen. In diesen Bereichen liegen auch die wissenschaftlichen und klinischen Schwerpunkte. Mitglied der Deutschen Gesellschaft für Kinder- und Jugendpsychiatrie und Psychotherapie (DGKJP). Seit 2008 in Leipzig Oberarzt und seit 2009 stellvertretender Klinikdirektor der Klinik und Poliklinik für Psychiatrie, Psychotherapie und Psychosomatik des Kindes- und Jugendalters. Verheiratet und zwei Töchter.

Prof. Dr. med. Michael Fuchs (Leipzig)

Leiter der Sektion Phoniatrie und Audiologie und des Cochlea-Implantat-Zentrums am Universitätsklinikum Leipzig

Geboren 1968 in Leipzig. In der Jugend Mitglied des Thomanerchores Leipzig. Studium der Humanmedizin an der Universität Leipzig. Privates Gesangsstudium bei KS Christa Maria Ziese. Studienaufenthalte in Berlin (Charité) und Wien (AKH). Promotion und Habilitation zur Entwicklung der Kinder- und Jugendstimme. Nach einem Ruf auf eine Universitätsprofessur an die Universität Greifswald 2009 Ernennung zum außerplanmäßigen Professor und Verleihung der Hochschullehrerrechte an der Universität Leipzig.

Spezialisierte Betreuung von Sängern und Musikern mit Hör- und Stimmstörungen, spezialisierte Betreuung der Kinder- und Jugendstimme. Weitere klinische und Forschungsschwerpunkte: Lehrerstimme, Kopf-Hals-Onkologie, zentrale Hörverarbeitung. Operatives Spektrum in der Phonochirurgie.

Umfangreiche nationale und internationale Vortrags- und Publikationstätigkeit. Lehraufträge für Stimmphysiologie an den Hochschulen für Musik und Theater Leipzig und Weimar sowie an der Universität Halle/Saale. Medizinischer Schulleiter an der Berufsfachschule für Logopädie des Internationalen Bundes in Leipzig. Sächsischer Landesarzt für Menschen mit Hör-, Sprach-, Sprech- und Stimmbehinderungen. Mitglied des Vorstandes der Deutschen Gesellschaft für Phoniatrie und Pädaudiologie, des Collegium Medicorum Theatri, der Voice Foundation und des Beirates des Arbeitskreises Musik in der Jugend. Gründer und Leiter der Leipziger Symposien zur Kinder- und Jugendstimme, Herausgeber der Schriftenreihe „Kinder- und Jugendstimme". Präsident des Förderkreises Thomanerchor Leipzig.

Johannes-Zange-Preis der Nordostdeutschen Gesellschaft für Otorhinolaryngologie und zervikofaziale Chirurgie, Gerhard-Kittel-Medaille und Karl-Storz-Preis für akademische Lehre der Deutschen Gesellschaft für Phoniatrie und Pädaudiologie. Verheiratet, ein Sohn.

Univ.-Prof. Dr. Rainer Haak, MME (Leipzig)

Direktor der Poliklinik für Zahnerhaltung und Parodontologie am Universitätsklinikum Leipzig

Prof. Haak ist Direktor der Poliklinik für Zahnerhaltung und Parodontologie an der Universität Leipzig. 1992 legte er das zahnmedizinische Staatsexamen in Berlin ab und promovierte 1995 an der Freien Universität Berlin. Er habilitierte sich 2004 an der Medizinischen Fakultät der Universität zu Köln. 2002 wurde Prof. Haak zum Spezialisten für restaurative und präventive Zahnerhaltung (DGZ) ernannt. 2008 beendete er erfolgreich das Postgraduiertenstudium Master of Medical Education (MME-D) an der Universität Heidelberg als Stipendiat des Stifterverbandes der deutschen Wissenschaft.

Er ist u.a. Präsident der Deutschen Gesellschaft für Zahnerhaltung (DGZ), ehemaliges Vorstandsmitglied der Gesellschaft für Medizinische Ausbildung (GMA), 2. Vorsitzender der Aktion Zahnfreundlich e.V., Mitglied der Lenkungs- und Redaktionsgruppe des Nationalen kompetenzbasierten Lernzielkatalogs Zahnmedizin (NKLZ), Redakteur der Zeitschrift „Quintessenz", Mitherausgeber des „GMS Journal for Medical Education"; und Schriftleiter der „Oralprophylaxe und Kinderzahnheilkunde".

Silke Hähnel-Hasselbach (Berlin)

Dipl. Gesangspädagogin, Dipl. Sängerin für Musiktheater und/oder Konzert

Silke Hähnel-Hasselbach studierte Musikpädagogik an der Humboldt-Universität zu Berlin und Gesangspädagogik sowie Sologesang bei KS Jutta Vulpius an der Hochschule für Musik „Hanns Eisler" in Berlin. Ihr künstlerischer Schwerpunkt liegt im Konzert-, Oratorium- und Liedgesang. Sie gestaltet Soloprogramme in verschiedensten kammermusikalischen Besetzungen, die persönliche Reflexionen und Einblicke in Leben und Werke der Komponisten ermöglichen. Ihre Arbeit orientiert sich an der Gesangspädagogik nach Prof. Franziska Martienssen-Lohmann und ist inspiriert durch die mehrjährige Zusammenarbeit mit Prof. Kurt Hofbauer, Wien. Darüber hinaus ist sie ausgebildete Atempädagogin nach Renate Schulze-Schindler. Schwerpunkte ihrer pädagogischen Arbeit liegen zum einen in der Ausbildung und Begleitung von Sängern, Schauspielern, Lehrern und Erziehern. Zum anderen betreut sie in der chorischen Stimmbildung Kinder-, Jugend- und Erwachsenenchöre (u.a. Philharmonischer Chor, Humboldt-Universität zu Berlin). An den Bundesakademien Wolfenbüttel und Trossingen ist sie langjährig als Dozentin in der Fortbildung von Chorleitern und Kinderchorleitern tätig. Sie konzipiert und gestaltet seit Beginn das Leipziger Symposium zur Kinder- und Jugendstimme, Universität Leipzig, mit und ist Teampartner im Projekt „Kinderstimmen" der Berliner Kindergärten/City. Darüber hinaus engagiert sie sich als Jurorin im Bundeswettbewerb „Jugend musiziert". Sie ist als Referentin und Workshopleiterin deutschlandweit zu den Themen Stimme und Stimmbildungsvermittlung tätig. Silke Hähnel-Hasselbach ist verheiratet und hat drei Kinder.

Jenny Huber (Regensburg)

Sängerin, Stimmbildnerin, Chorleiterin

Jenny Huber wurde 1989 in Regensburg geboren, wo sie seit 2016 Gesangspädagogik studiert (aktuell bei Katja Stuber) und von 2014 bis 2018 das Studium der Sprecherziehung bei PD Dr. habil. Wieland Kranich absolvierte. Seit Sommer 2019 leitet sie in der Nachfolge von Prof. Robert Göstl die Kinder- und Erwachsenenchöre im Singkreis Deuerling e.V., in dem sie selbst seit 1994 Mitglied ist und ihre erste musikalische Ausbildung erhielt. Als Stimmbildnerin betreut sie u.a. die 2019 neu gegründete Mädchenkantorei an der HfKM Regensburg unter der Leitung von Eva-Maria Leeb. Darüber hinaus ist sie als freischaffende Mezzosopranistin tätig und Mitglied des Kammerchores vox animata (Leitung: Prof. Robert Göstl), mit dem sie Konzertreisen u.a. nach China, Chile und in die Ukraine unternahm und an zwei CD-Produktionen mitwirkte („Der Tod ist mir Schlaf worden", 2015 und „Aus einer Wurzel zart", 2018). Die regelmäßige Durchführung von Trainings und Seminaren im Bereich Sprechbildung und Rhetorik vervollständigt ihr berufliches Spektrum.

Ulrich Kaiser (Bremen)

Chorleiter, Gesangspädagoge

Ulrich Kaisers Begeisterung für Chormusik reicht bis in seine Kindheit zurück: So wurde er in den Internatsschulen des Dresdner Kreuzchores und des Windsbacher Knabenchores umfassend musikalisch ausgebildet. Bekannt wurde der 1973 geborene Dresdner als Leiter des Neuen Knabenchores Hamburg (2003-2011), für den er das musikpädagogische Ausbildungskonzept „Vom Notenlesen zum Blattsingen" entwickelte. Anschließend hatte er bis 2017 die Leitung des MDR Kinderchores inne, der eine Spitzenstellung unter den Kinder- und Jugendchören Deutschlands einnimmt. Zahlreiche Konzerte sowie CD- und Fernsehproduktionen belegen die herausragende künstlerische Entwicklung des Chores unter Kaisers Leitung. Darüber hinaus verdeutlichten innovative Konzepte zur Programmgestaltung, Nachwuchsausbildung, Stimmbildung und Jungenpädagogik Kaisers besonderes pädagogisches Geschick in der Zusammenarbeit mit Kindern und Jugendlichen.

Neben seiner Tätigkeit für den MDR leitete Ulrich Kaiser das Leipziger Vocalensemble, das durch seine erstklassigen Aufführungen Bachscher Kantaten und Oratorien sowie wiederentdeckter Werke der Barockzeit zum festen Bestandteil der Kirchenmusik an der Thomaskirche zu Leipzig gehört.

Im Juli 2018 übernahm Kaiser als leitender Kirchenmusiker den Bremer Knabenchor an „Unser Lieben Frauen" und knüpft damit an seine kirchenmusikalischen Wurzeln an.

Dr. Michael Kroll (Leipzig/Stadtroda)

Chefarzt der Klinik für Kinder- und Jugendpsychiatrie, Psychotherapie und Psychosomatik, Asklepios Fachklinikum Stadtroda

Geboren 1970. Ausbildung zum Industriekaufmann/ Mercedes-Benz, Köln. Studium: Zwei Semester Ökonomie in Witten/Herdecke. Humanmedizin in Düsseldorf, Irland, Südafrika. Facharzt für Psychiatrie/Psychotherapie und für Kinderpsychiatrie (KJPP). Systemischer Coach (SG). Supervisor. Chefarzt der Klinik für Kinder- und Jugendpsychiatrie, Psychotherapie und Psychosomatik am Asklepios Fachklinikum Stadtroda. Stellvertretender ärztlicher Direktor.

Prof. Dr. Silke Kruse-Weber (Graz/Österreich)

Professorin für Instrumental- und Gesangspädagogik, Vorständin des Instituts für Musikpädagogik

Silke Kruse-Weber ist seit dem WS 2010/11 Professorin für Instrumental- und Gesangspädagogik an der Kunstuniversität Graz, seit 2013 Vorsitzende der Curricula-Kommission und seit Oktober 2015 Vorständin des Instituts für Musikpädagogik. Von 2007 bis 2010 war sie wissenschaftliche Mitarbeiterin an der Otto-Friedrich-Universität Bamberg und von 1985 bis 2010 Lehrbeauftragte an der Ludwig-Maximilians-Universität München. Sie studierte in Würzburg und München Klavier und schloss diese Studien mit einem künstlerischen und pädagogischen Diplom ab. Ergänzend absolvierte sie ein Magisterstudium in Musikwissenschaft, Philosophie und Theaterwissenschaft und promovierte zum Thema „Klavierpädagogik im ersten Drittel des 20. Jahrhunderts" an der Ludwig-Maximilians-Universität München.

Ihre Arbeitsschwerpunkte liegen im Bereich der curricularen Weiterentwicklung, in der Heranbildung von Instrumentallehrkräften, in der Förderung wissenschaftlichen Nachwuchses und einer aktivierenden Hochschuldidaktik. Neben der Durchführung zahlreicher internationaler Symposien umfasst ihre wissenschaftliche Forschungstätigkeit Projekte an der Schnittstelle zwischen Instrumentalpädagogik, Musikpsychologie und Pädagogik. Ihre Forschungsschwerpunkte umfassen die Themenbereiche Reflective Practice, Jaques-Dalcroze und sein Einfluss auf die Klavierpädagogik im ersten Drittel des 20. Jahrhunderts, Umgang mit Fehlern, Musiker-/Musikerinnengesundheit, Design-based Research im Wissenstransferprojekt „Netzwerk IGP" sowie Community Music am Projekt „Meet4Music" an der Kunstuniversität Graz.

Eine Publikationsliste findet sich auf der Homepage http://igp.kug.ac.at

Prof. Dr. Wolfgang Lessing (Freiburg/Br.)

Professor für Instrumental- und Gesangspädagogik an der Musikhochschule Freiburg

Wolfgang Lessing studierte Violoncello, Schulmusik, Germanistik und Philosophie. Nach Tätigkeiten in Schule und Musikschule wurde er 2002 zum Professor für Instrumental- und Gesangspädagogik an die Hochschule für Musik in Dresden berufen. Dort gründete er 2004 das Institut für Musikalisches Lehren und Lernen. Arbeitsschwerpunkte u.a.: Bildungsdimensionen des Instrumentalunterrichts, Kompositionspädagogik, Soziale Bedingungen des Musiklernens. Zum Wintersemester 2018/19 wurde er zum Professor für Instrumental- und Gesangspädagogik an die Musikhochschule Freiburg berufen. Er ist derzeit Sprecher der „Arbeitsgemeinschaft der Leitenden Musikpädagogischer Studiengänge in Deutschland" (ALMS) sowie des Ausschusses „Künstlerisch-Pädagogische Studiengänge" (KPS) bei der Rektorenkonferenz der Musikhochschulen. Wolfgang Lessing musiziert regelmäßig als Cellist im Ensemble Phorminx.

Horst Lutz (Eching am Ammersee)

Diplom-Sportlehrer, Trainer und freiberuflicher Dozent

Der 59-jährige deutsche Diplom-Sportlehrer ist international aktiv als Trainer und freiberuflicher Dozent für Unternehmen, Sportvereine, Verbände und Berufsbildungswerke. Anfangs lag der Schwerpunkt noch auf ganzheitlichen mehrtägigen Gesundheitsseminaren. Er wollte schon immer Menschen dabei behilflich sein, ihre Aufgaben zu meistern und dennoch oder gerade deswegen ein erfülltes und fröhliches Leben zu führen. Mit der Entwicklung von Life Kinetik$^{®}$ als Produkt aus der Brainflow-Methode, der modernen Gehirnforschung, der Funktional-Optometrie und ungewöhnlichen Bewegungen hat er nun endlich die Möglichkeit dazu, diesen Traum zu realisieren. Seit 2007 verbreitet er sein Training durch Trainerausbildungen und Coachings in verschiedenen Ländern (Australien, Österreich, Dänemark, England, Japan, Niederlande, Schweden, Schweiz, Türkei, USA). Besonders Hochleistungssportler in allen Sportarten, (z.B. BV Borussia Dortmund, die deutsche alpine Skinationalmannschaft, das Schweizerische Skisprung-Nationalteam, die deutsche Handball-Nationalmannschaft), aber auch Profi-Musiker, Schauspieler, Unternehmen (z.B. Daimler AG, ZDF, Mutter-Kind-Kliniken) und Ausbildungsinstitute, wie Schulen und Kindergärten, profitieren von dieser lustigen und leistungssteigernden Methode. www.lifekinetik.com.

Jörg Meder (Leipzig)

Gambist und Violonist

Jörg Meder wurde in Hofheim am Taunus geboren. Er studierte zunächst Theaterpädagogik in Frankfurt am Main, anschließend Viola da gamba und Violone an den Musikhochschulen Hannover und Hamburg. Jörg Meder ist Gründer des „United Continuo Ensemble" und organisierte mit diesem Ensemble neben Konzerten eine Vielzahl größerer Projekte wie Musiktheater- und Opernproduktionen.

Als Gambist und Violonist konzertiert er außerdem regelmäßig mit Ensembles und Orchestern wie der „Akademie für Alte Musik Berlin". Sein Interesse an Jazzmusik brachte ihn zusammen mit Musikern wie dem Pianisten Michael Wollny, dem Saxophonisten Heinz Sauer und dem Gitarristen Werner Neumann. Etliche CD- und Rundfunk-Produktionen dokumentieren seine künstlerische Arbeit.

In szenischen Produktionen trat Jörg Meder unter verschiedenen Regisseuren und Choreographen auf, wie Christoph Marthaler am Schauspielhaus Zürich, Barbara Tacchini an der Staatsoper Stuttgart und Milo Momm beim Ekhof Festival Gotha. Von 1991 bis 1996 leitete Jörg Meder Musik- und Theaterfreizeiten beim IAM Kassel, 1996 bis 1997 unterrichtete er Viola da gamba und Violone am Kodaly-Conservatory in Athen und an der Ionian-University Corfu, Griechenland sowie 2002/2003 bei der International Summer Academy of Early Music in Warschau, Polen. Von 2006 bis 2010 leitete Jörg Meder Workshops für Oper und Musiktheater an der Jungen Oper der Staatsoper Stuttgart.

Seit Oktober 2007 ist Jörg Meder Lehrbeauftragter für Violone und Streichbass des 17. Jahrhunderts sowie seit 2010 für Karrieremanagement an der Hochschule für Musik und Theater Leipzig. Von 2015 bis 2017 leitete er die VHS-Musikschule Bad Homburg und war 2017-2019 Generalsekretär des Arbeitskreises Musik in der Jugend (AMJ).

Dr. med. Sylvia Meuret (Leipzig)

Oberärztin und stellv. Leiterin der Sektion Phoniatrie und Audiologie und des Cochlea-Implantat-Zentrums am Universitätsklinikum Leipzig

Dr. Meuret arbeitet seit 2002 an der Klinik für Hals-, Nasen- und Ohrenheilkunde des Universitätsklinikums Leipzig. Nach dem Studium der Humanmedizin in Rostock und Leipzig erlangte sie 2001 ihre Approbation als Ärztin. Sie promovierte 2004 zur Qualität der Ösophagusersatzstimme nach Laryngektomie und legte 2007 die Facharztprüfung für Hals-, Nasen- und Ohren-Heilkunde ab. Im Herbst 2009 folgte die Anerkennung zur Fachärztin für Phoniatrie und Pädaudiologie, sowie die Ernennung zur Oberärztin und stellvertretenden Leiterin der Sektion Phoniatrie und Audiologie. In dieser Funktion betreut sie die phoniatrische und pädaudiologische Sprechstunde, sowie die Sprechstunde für implantierbare Hörsysteme. Hier liegt ihr besonderer Schwerpunkt in der Diagnostik und Therapie von Stimm-, Sing-, Sprach- und Schluckstörungen sowie der Betreuung schwerhöriger Kinder. Sie etablierte die enge Zusammenarbeit mit der Kinderklinik als auch der Klinik für Kinder- und Jugendpsychiatrie zur interdisziplinären Betreuung von Kindern mit Trachealkanülen, Schwerhörigkeiten und Schluckbeschwerden.

Dr. phil. Bärbel Miethe (Halle/Saale)

Klinische Sprechwissenschaftlerin (Dipl.), Logopädin und Heilpraktikerin für Psychotherapie (HPG)

Bärbel Miethe hat das Fach „Sprechwissenschaft" am Institut für Sprechwissenschaft und Phonetik der Martin-Luther-Universität Halle-Wittenberg studiert. Künstlerische Erfahrungen erwarb sie in diesem Zeitraum durch Gesangsunterricht (Oberstufenabschluss im Fach Song/Chanson) und als Sängerin im literarisch-musikalischen Studentenkabarett. Ein Jahrzehnt war sie als Sprechwissenschaftlerin an der damaligen „Medizinischen Akademie Magdeburg" und der HNO-Universitätsklinik Halle therapeutisch sowie in Forschung und Lehre tätig. Mit dem Wechsel in die freiberufliche Tätigkeit 1993 ergab sich der bis heute geltende Therapieschwerpunkt: Störungen der Sprech- und Singstimme vor dem Hintergrund möglicher psychogener Auslöser. Die dafür notwendigen fachlichen Zusatzkenntnisse erwarb sie im Rahmen der Ausbildung und der amtsärztlichen Prüfungen zur „Heilpraktikerin für Psychotherapie". Damit erweiterte sich auch insgesamt das Praxisprofil um die Bereiche: Psychotherapie/Psychologische Beratung und Coaching.

Norina Narewski-Fuchs (Leipzig)

Dipl.-Gesangspädagogin, Sängerin, Hochschule für Musik und Theater Leipzig

Norina Narewski-Fuchs erhielt ihre erste musikalische Ausbildung am Schweriner Konservatorium und am Musikgymnasium „Johann Wolfgang von Goethe" in Schwerin. Anschließend studierte sie in Leipzig Gesang bei Frau Prof. Heidi Rieß-Berthold und Kammersänger Helmut Klotz und schloss gleichzeitig ihr Studium als Diplom-Gesangspädagogin ab. Die Ergebnisse ihrer Diplomarbeit über den Stimmwechsel bei Mädchen wurden auf mehreren internationalen Kongressen vorgetragen. Sie arbeitete als Stimmbildnerin u.a. am Kinderchor des Mitteldeutschen Rundfunks, an der Musik- und Kunstschule „Clara Schumann" Leipzig, beim Leipziger Kinder- und Jugendchor „Löwenherz" sowie dem Jugendchor der Oper Leipzig. Beim ersten Bundeswettbewerb „Verfemte Musik" 2001 in Schwerin erhielt sie einen Sonderpreis.

Von 2001 bis 2008 war sie Gesangslehrerin an der Musikschule „Johann Sebastian Bach" in Köthen. Sie ist als Lied- und Konzertsängerin und seit 2013 im eigenen Gesangs-Atelier als Pädagogin und auch als Malerin tätig.

Seit 2019 hat sie einen Lehrauftrag für Gesang an der Hochschule für Musik und Theater Leipzig. Sie ist verheiratet und hat einen Sohn.

Prof. Ilse-Christine Otto (Leipzig)

Professorin für Gesang an der Hochschule für Musik und Theater Leipzig

Nach ihrer Gesangsausbildung in Detmold, Berlin und Hamburg führten sie Fest- und Gastverträge u.a. nach Hagen, Lübeck, Aachen, Neustrelitz, an das Festspielhaus Baden-Baden, die Opera de Massy in Paris und an die Hamburger Kammeroper. Vor allem aber als Konzertsolistin im In- und Ausland hat sie sich einen Namen gemacht und ist in diesem Bereich geschätzt.

Sie war Dozentin für Gesang und Methodik am Hamburger Konservatorium, der Hochschule für Musik und Theater Hamburg und der HMT Rostock. Zudem arbeitet sie als Dozentin für das Gesangspädagogische Zertifikat (GPZ) des Bundes Deutscher Gesangspädagogen.

Als Professorin für Gesang an der Hochschule für Musik und Theater in Leipzig ist sie hier auch verantwortlich für die gesangspädagogischen Studiengänge.

Birke Peter (Leipzig)

Klinische Sprechwissenschaftlerin (Dipl.), Sektion Phoniatrie und Audiologie des Universitätsklinikums Leipzig

Birke Peter studierte von 1992-1998 Sprechwissenschaft und Phonetik und Deutsch als Fremdsprache an der Martin-Luther-Universität Halle-Wittenberg. Während des Hauptstudiums erfolgte die Spezialisierung im Bereich Klinische Sprechwissenschaft. Seit 1998 ist sie als Sprechwissenschaftlerin im klinischen Bereich tätig, u.a. Universitätsklinikum Jena, Diakonie Weimar und Universitätsklinikum Carl Gustav Carus Dresden. 2001 erfolgte die Postgraduierung zur Klinischen Sprechwissenschaftlerin unter Supervision von Frau Dr. phil. Susanne Voigt-Zimmermann. Ab 2009 Tätigkeit am Universitätsklinikum Leipzig, Sektion Phoniatrie und Audiologie.

Schwerpunkte der klinischen Tätigkeit sind Diagnostik und Therapie von Dysphonien und Dysodien sowie von Sprachentwicklungsstörungen. Besonderes Interesse gilt dem Einsatz der Manuellen Therapie und Osteopathie bei Dysphonien und Dysodien innerhalb der Stimmübungsbehandlung. Die Vertiefung der Spezialisierung in diesen Bereichen erfolgte über die Ausbildung „Manuelle Stimmtherapie" bei Gabriele Münch, die zertifizierte Weiterbildung „Manuelle Therapie nach dem biokybernetischem Konzept,

Laryngeal Manipulation and Osteopathy" bei Jacob Liebermann, Kinesiologisches Taping und Fortbildungen bei Prof. Eugen Rabine und Uwe Götz. Eigener Gesangsunterricht seit 2006 ergänzt die stimmtherapeutische Arbeit.

Weitere Aktivitäten sind Lehr- und Vortragstätigkeiten, so zum Beispiel von 2009-2012 Lehrtätigkeit IB Medizinische Akademie Leipzig und seit dem Sommersemester 2013 Lehrauftrag am Lehrstuhl Sprechwissenschaft und Phonetik der Friedrich-Schiller-Universität Jena.

Nils Ole Peters (Hannover)

Sänger, Gesangspädagoge (Knabenchor Hannover)

Nils Ole Peters studierte in Hannover Schulmusik, Gesangspädagogik und Operngesang. Als Künstler und Pädagoge legt er großen Wert auf stilistische Vielfalt und konzertiert als Bariton regelmäßig im klassischen und populärmusikalischen Bereich. Er war als klassischer Sänger an verschiedenen Theatern engagiert, u.a. am niedersächsischen Staatstheater in Hannover. Mit der a-cappella-Gruppe „MaybeBop", zu deren Gründungsmitgliedern er gehört, zählt er zu den Gewinnern des John-Lennon-Förderpreis Talent Awards. Mehrere Jahre war er als Synchronisator für Kindersendungen tätig. Seit 2016 tourt Nils Ole Peters mit „VOCALITY – Vocal Jazz Band" zusammen mit herausragenden Künstlern der Szene. Zahlreiche CD- und Rundfunkproduktionen aus dem klassischen und populären Bereich dokumentieren seine künstlerische Bandbreite.

Neben seiner künstlerischen Tätigkeit ist Nils Ole Peters begeisterter Pädagoge: Noch während seines Studiums betreute er als Stimmbildner den Landesjugendchor Niedersachsen. 2002 wechselte er als künstlerischer Mitarbeiter zum Knabenchor Hannover, der unter seiner stimmlichen Betreuung zweimal mit dem ECHO Klassik ausgezeichnet wurde. Auf Konzertreisen des Knabenchores tritt Nils Ole Peters regelmäßig auch als Orgel- und Klavierbegleiter auf. Lehraufträge für Gesang führten ihn an die Hochschulen Bremen, Osnabrück sowie Hannover, wo er in der Schauspielabteilung der Hochschule für Musik, Theater und Medien bereits seit 2003 unterrichtet. Regelmäßig gibt Nils Ole Peters Workshops im Bereich Stimmbildung und Stimmentwicklung, ein besonderer Schwerpunkt seiner Arbeit ist hier der didaktische und gesangspädagogische Umgang mit dem Stimmwechsel von Knaben.

Seit 2016 ist er musikalischer Mitarbeiter bei der „Capella St. Crucis" (Hannover). Seit 2013 ist er Mitglied der Fachkommission für den Niedersächsischen Chorwettbewerb. Nils Ole Peters ist verheiratet und hat zwei Söhne.

Prof. Dr. Bernhard Richter (Freiburg/Br.)

Professor für Musikermedizin mit Schwerpunkt Künstlerische Stimmbildung und Leiter des Freiburger Instituts für Musikermedizin (FIM)

Bernhard Richter, geb. 1962, ist Professor für Musikermedizin mit Schwerpunkt Künstlerische Stimmbildung am Freiburger Institut für Musikermedizin (FIM), das er zusammen mit Frau Prof. Dr. Claudia Spahn leitet. Neben seinem Medizinstudium in Freiburg, Basel und Dublin absolvierte er ein Gesangsstudium an der Hochschule für Musik in Freiburg (Konzertexamen 1991). Nach zwei Facharztausbildungen zum HNO-Arzt und Phoniater (Stimmarzt) habilitierte er sich 2002.

Im FIM ist er neben seiner Unterrichtstätigkeit im Bereich Stimmphysiologie und Hören vor allem für die medizinische Betreuung der Musiker und Sänger zuständig. Seine Forschungsschwerpunkte sind die Stimmphysiologie bei Sängern und der Gehörschutz bei Orchestermusikern.

Neben zahlreichen wissenschaftlichen Veröffentlichungen ist er Autor des Buches „Die Stimme" und Mitautor und Herausgeber der Lehrbücher „MusikerMedizin", „Musikergesundheit in der Praxis" und „Lexikon der Gesangsstimme", der Lehr-DVDs „Das Blasinstrumentenspiel" und „Die Stimme – Einblicke in die physiologischen Vorgänge beim Singen und Sprechen" sowie des Buches „Musik mit Leib und Seele" (siehe www.fim.mh-freiburg.de).

Dr. med. Walter Schlittenhardt (Geislingen)

Chefarzt i.R. der Klinik für Anästhesie und Intensivmedizin der Alb Fils Kliniken, Standort Geislingen

Geboren am 11. Februar 1953 in Keltern/Baden-Württemberg. Besuch der Grundschule in Keltern und ab der 4. Klasse Wechsel in die Waldorfschule Pforzheim, dort 1973 Abitur. Im Anschluss 18 Monate Zivildienst im Städtischen Krankenhaus in Pforzheim. Ab 1975 zwei Semester Studium der Biologie in Tübingen und Wechsel zur Humanmedizin in Ulm. Approbation 1983. Promotion 1992 zum Thema „Supportive Therapie in der Behandlung akuter Leukämien". Beginn der Berufstätigkeit 1983 in der Rheumaklinik Bad Wurzach. Von Ende 1983 bis 1989 Facharztausbildung in der Anästhesie in der Abteilung für Anästhesie und Intensivtherapie des St. Elisabethenkrankenhauses in Ravensburg. Von November 1989 bis Februar 2003 Oberarzt in der Klinik für Anästhesie und Operative In-

tensivmedizin an den SLK-Kliniken Heilbronn. Dort in den letzten drei
Jahren zusätzlich als „OP-Manager" eingesetzt. Im März 2003 Übernahme
der Chefarztposition der Klinik für Anästhesie und Intensivmedizin an der
Helfenstein-Klinik Geislingen, später Alb Fils Kliniken, Standort Geislingen.

„Zum Thema Fehler- und Sicherheitskultur fand ich anlässlich eines – un-
verschuldeten – Verkehrsunfalls 1986, der mir deutlich vor Augen führte,
wie kleine Fehler manchmal ernste Unglücke auslösen, aber dieselben Fehler sehr oft auch folgenlos bleiben. Seither beschäftigen mich die Fragen
von Fehlerursachen, Sicherheit und Resilienz. In der Klinik war, neben
der täglichen medizinischen Routine, mein Schwerpunkt, eine Kultur des
sinnvollen Umgangs mit unvermeidlichen Fehlern und eine gelebte Patientensicherheit zu entwickeln und umzusetzen. Geholfen haben mir dabei
viele motivierte Mitarbeiter und auch Erkenntnisse aus der Luftfahrt, zu
denen ich als Privatpilot guten Zugang hatte. In Vorträgen intern und
extern, versuche ich auch noch nach meiner Pensionierung Ende 2018, Patienten Vertrauen in ihre Behandler zu vermitteln und Mitarbeitern einen
motivationserhaltenden Umgang mit der Fehleranfälligkeit menschlichen
Handelns aufzuzeigen."

Matthias Schubotz (Leipzig)

Leiter des musikalischen Profils der Grundschule forum thomanum, Kon-
zertsänger, Dozent an der Hochschule für Musik und Theater Leipzig

Matthias Schubotz studierte nach seiner Zeit als Mitglied des Thomanerchores in Leipzig Gesang und Gesangspädagogik. Schon während des Studiums begann er, sich mit der Kinderstimme zu befassen und sammelte
erste praktische Erfahrungen beim MDR Kinderchor. Weitere Aufgaben
erwarteten ihn als Stimmbildner und musikalischen Assistenten beim Knabenchor der Jenaer Philharmonie sowie beim Stadtsingechor in Halle. Seit
2009 unterrichtet Matthias Schubotz an der Musikschule „Johann Sebastian Bach" in Leipzig im Projekt „SINGT EUCH EIN!", welches er inhaltlich mit entwickelte. An der Hochschule für Musik und Theater „Felix
Mendelssohn Bartholdy" in Leipzig unterrichtet er Gesang und Stimmbildung für Schulmusikstudenten. Als Leiter des musikalischen Profils an
der Grundschule forum thomanum ist Matthias Schubotz seit 2011 tätig.
Neben seinen pädagogischen Tätigkeiten ist Matthias Schubotz als Kon-
zertsänger aktiv und pflegt eine enge Zusammenarbeit mit dem Ensemble
„barock a.c.c.u.u.t".

Ulrike Sievert (Leipzig)

Klinische Sprechwissenschaftlerin (Dipl.), Sektion Phoniatrie und Audiologie des Universitätsklinikums Leipzig

Ulrike Sievert studierte Sprechwissenschaft und Phonetik an der Martin-Luther-Universität Halle-Wittenberg sowie zeitweise Germanistik und Musikwissenschaft an der Humboldt-Universität Berlin. Seit ihrem Abschluss als Diplom-Sprechwissenschaftlerin 1999 arbeitet sie im klinischen Bereich. 2002 erfolgte die Postgraduierung zur Klinischen Sprechwissenschaftlerin unter Supervision von Frau Dr. phil. Susanne Thiel. Nach ihrem Berufseinstieg in der Leipziger Phoniatrie und der Arbeit in einer neurologischen Reha-Klinik folgte eine knapp zehnjährige Tätigkeit in der Phoniatrie Halle, bevor sie 2012 wieder in die Sektion Phoniatrie und Audiologie des Universitätsklinikums Leipzig zurückkehrte. Aktuelle Schwerpunkte der klinischen Tätigkeit sind die Diagnostik und Therapie von Dysphonien, Sprachentwicklungsstörungen sowie die Betreuung von Patienten mit Stimm- und Schluckstörungen nach Kopf-Hals-Operationen. Von 2002-2014 war sie zweite bzw. erste Vorsitzende des Deutschen Bundesverbandes Klinischer Sprechwissenschaftler.

Prof. Dr. Claudia Spahn (Freiburg/Br.)

Professorin für Musikermedizin und Leiterin des Freiburger Instituts für Musikermedizin (FIM)

Claudia Spahn, geb. 1963, ist Professorin für Musikermedizin und Leiterin des Freiburger Instituts für Musikermedizin (FIM) – an der Hochschule für Musik Freiburg und dem Universitätsklinikum Freiburg –, das sie zusammen mit Herrn Prof. Dr. Bernhard Richter leitet. Neben ihrem Medizinstudium in Freiburg, Paris und der Schweiz absolvierte sie ein Musikstudium an der Hochschule für Musik Freiburg mit dem Abschluss als Dipl. Musikerin. Nach Facharztausbildung zur Ärztin für Psychotherapeutische Medizin habilitierte sie sich 2004 im Fach Psychosomatische Medizin. Im FIM ist sie neben ihrer Unterrichtstätigkeit im Bereich Musikphysiologie für die medizinische Betreuung der Instrumentalisten und Sänger am Universitätsklinikum zuständig.

Ihre Forschungsschwerpunkte liegen im Bereich Lampenfieber, Gesundheitsförderung für Musiker und Bewegungsforschung bei Musikern.

Neben zahlreichen wissenschaftlichen Veröffentlichungen ist sie Autorin des Buches „Lampenfieber", des Buches „Musikergesundheit in der Praxis" und Mitautorin des Lehrbuches „MusikerMedizin", der Lehr-DVDs „Das Blasinstrumentenspiel" und „Die Stimme – Einblicke in die physiologischen Vorgänge beim Singen und Sprechen", des Buches „Musik mit Leib und Seele" sowie Herausgeberin des Buches „Körperorientierte Ansätze für Musiker. Methoden zur Leistungs- und Gesundheitsförderung" sowie der Schriftenreihe des FIM (siehe www.fim.mh-freiburg.de).

Seit WS 2017/18 ist sie Prorektorin für Forschung und Internationales der Hochschule für Musik Freiburg.

Prof. Dr. Maria Spychiger (Frankfurt/Main)

Professorin für empirische Musikpädagogik an der Hochschule für Musik und darstellende Kunst (HfMDK) in Frankfurt am Main

Maria Spychiger, geb. 1958, ist Professorin für empirische Musikpädagogik an der Hochschule für Musik und darstellende Kunst in Frankfurt am Main. Ausbildungen und postgraduierte Studien in der Schweiz, Österreich, Deutschland und den USA (Lehrdiplom für allgemeinbildende Schulen, Universitätsstudium der Klinischen und der Pädagogischen Psychologie, Doktorat mit musikbezogener Unterrichtsforschung, Habilitation mit Doppelvenia für Musikpsychologie und Musikpädagogik). Langfristige Forschungsprojekte über Wirkungen der Musik, Musikalische Identität und musikalisches Selbstkonzept sowie Lernen aus Fehlern und Fehlerkultur. Weitere Schwerpunkte sind die musikbezogene Bildungsphilosophie, die Semiotik der Musik, die ästhetische Erfahrung und der sakrale Raum. Maria Spychiger ist Autorin zahlreicher Aufsätze und Bücher und wird häufig zu Vorträgen und für Medienbeiträge eingeladen. Sie beteiligt sich in der Hochschuladministration, war Vizepräsidentin der HfMDK Frankfurt am Main, hat ein Konsortium für eine interinstitutionelle Graduiertenschule sowie einen Masterstudiengang Musikpädagogik aufgebaut und leitet aktuell diese beiden Einrichtungen.

Prof. Noelle Turner (Essen)

Professorin für Gesang an der Folkwang Universität der Künste in Essen

Prof. Noelle Turner unterrichtet seit 1992 Gesang im Studiengang Musical und Gesangspädagogik an der Folkwang Universität der Künste in Essen.

Sie studierte klassischen Gesang bei Prof. Richard Miller an der Oberlin Conservatory in Oberlin, Ohio (USA) und bei Prof. Eileen Farrell an der Indiana University School of Music in Bloomington, Indiana (USA). Mehrere Jahre arbeitete sie regelmäßig mit Cornelius Reid in New York zusammen und setzte diese Arbeit mit Carol Forte aus Toronto fort. Sie ergänzte ihre pädagogische Ausbildung mit Kursen in „Estill Voice Training" bei Anne-Marie Speed und Paul Farrington in London.

Prof. Turner begleitete die Entwicklung des Musicals im deutschsprachigen Raum seit Mitte der 80er-Jahre. Zahlreiche Vorträge, Workshops, Seminare in Deutschland, Österreich, Schweiz, Holland, Tschechische Republik, Israel und Jurorentätigkeit in nationalen und internationalen Wettbewerben gehören zu ihrem Aufgabenbereich. Ihr spezielles Thema bei Seminaren und Meisterkursen ist „Bel Canto als genre-neutrale Stimmtechnik".

Sie unterrichtete am Musical-Studio-München, an der Stage School of Music and Drama in Hamburg und betreute als Vocal-Coach zahlreiche Produktionen, wie z.B. „Cats" (Hamburg), „Phantom der Oper" (Hamburg), „Starlight Express" (Bochum), „Joseph" (Essen), „Miami Nights" (Düsseldorf) und „We will rock you" (Köln).

Noelle Turner ist Mitglied im Bundesverband Deutscher Gesangspädagogen (BDG) und in der National Association of Teachers of Singing (NATS), USA.

Index

Bislang erschienene Bände der Reihe
Kinder- und Jugendstimme

Singen und Lernen
Michael Fuchs [Hrsg.]

Band 1, Februar 2007, 188 Seiten,
ISBN 978-3-8325-1333-7

Preis: 29,00 EUR

Mit Beiträgen von Eckart Altenmüller, Peter Brünger, Michael Fuchs, Robert Göstl, Silke Heidemann, Marion Hermann-Röttgen, Sebastian Jentschke, Annerose Keilmann, Stefan Koelsch, Andreas Merkenschlager, Johanna Metz, Andreas Mohr, Maria Seeliger, Susanne Thiel, Christina Wartenberg und Kathleen Wermke

Wie kann Singen das Lernen unterstützen und wie lernen Kinder und Jugendliche Singen? Wie kann Singen die Entwicklung einer sozialen Kompetenz unserer Kinder beeinflussen und wie können wir diese Elemente in der modernen Medizin der Kommunikationsstörungen einsetzen? Die Lernprozesse beim Singen und Musizieren, aber auch beim Erlernen grundlegender Kommunikationsfähigkeiten in den verschiedenen Altersgruppen werden von ausgewiesenen Spezialisten aus den Fachgebieten Medizin, Neurowissenschaften und Musikpädagogik dargestellt.

Mit diesem ersten Band der Reihe „Kinder- und Jugendstimme" liegt somit ein allgemeinverständliches Kompendium des aktuellen Wissenstandes über die Zusammenhänge zwischen Singen und Lernen vor, das sich an eine interdisziplinäre Leserschaft richtet.

Stimmkulturen
Michael Fuchs [Hrsg.]

Band 2, Februar 2008, 203 Seiten,
ISBN 978-3-8325-1702-1

Preis: 34,00 EUR

Mit Beiträgen von Jens Blockwitz, Klaus Brecht, Michael Büttner, Michael Fuchs, Maria Goeres, Nele Gramß, Barbara Hoos de Jokisch, Werner Jocher, Harry van der Kamp, Anita Keller, Christian Lehmann, Sylvia Meuret, Bernhard Richter, Berit Schneider et al., Christoph Schönherr, Wolfram Seidner, Claudia Spahn und Johan Sundberg.

Singende Kinder und Jugendliche interessieren sich für vielfältige Stimmkulturen: Sie können sich für Pop-, Film- und Rockmusik, Musical und Gospel genauso begeistern wie für die typischen Volks-, Kinder- und Kunstlieder und die klassische Chorliteratur oder sogar für die Alte Musik. Darauf müssen alle Disziplinen, die sich mit der Pflege, Ausbildung und Gesunderhaltung junger Stimmen beschäftigen, vorbereitet sein: Gesangspädagogen, Chorleiter, Stimmbildner, Musiklehrer aber eben auch die Mediziner und die Wissenschaftler.

In einem großen inhaltlichen Bogen zwischen Madrigal und „Tokio Hotel" werden die Möglichkeiten und Anforderungen, aber auch die Gefahren für die jungen Stimmen beleuchtet, die durch das Singen in diesen verschiedenen Musikstilen und -kulturen bestehen. Das vorliegende Kompendium aus Beiträgen von internationalen Spezialisten präsentiert dafür in einer allgemein verständlichen Sprache und aus interdisziplinärer Sicht aktuelle Erkenntnisse aus der Stimmforschung und zahlreiche Übungsbeispiele für das Singen mit Kindern und Jugendlichen in der täglichen Praxis.

Hören, Wahrnehmen, (Aus-)Üben
Michael Fuchs [Hrsg.]

Band 3, Februar 2009, 200 Seiten,
ISBN 978-3-8325-2150-9

Preis: 34,00 EUR

Mit Beiträgen von Heike Argstatter, Hans Volker Bolay, Sebastian Dippold, Anne-Marie Elbe, Michael Fuchs, Uli Führe, Claus Harten, Malte Heygster, Christian Kabitz, Yoshihisa Matthias Kinoshita, Olga Kroupová, Alexandra Ludwig, Dirk Mürbe, Rudolf Rübsamen, Rainer Schönweiler, Wolfram Seidner und Helmut Steger.

Für das Singen und für jede stimmliche Äußerung ist ein komplexer Regelkreis erforderlich: Er beginnt beim Hören und führt über das Wahrnehmen und Verarbeiten zum Üben und Ausüben und wieder zurück zum Hören und Wahrnehmen für die Eigenkontrolle der Stimme. Die dazu erforderlichen Fähigkeiten des Gehörs, des Gehirns und des Stimmapparates entwickeln sich bereits im Säuglingsalter und über die gesamte Zeit der Kindheit und Jugend. Sie sollten auf der Grundlage eines fachübergreifenden Wissens und Könnens der Bezugspersonen gefördert und trainiert werden.

In diesem Band stellen dazu ausgewiesene Spezialisten aus den Bereichen Neurowissenschaften, Medizin, Musiktherapie, Sportpsychologie, Kommunikationswissenschaft, Pädagogik und Gesangspädagogik in allgemein verständlicher Weise ihre Kenntnisse und Sichtweisen dar. Die interdisziplinäre Schriftenreihe „Kinder- und Jugendstimme" richtet sich an Leser, die sich mit der Ausbildung, Pflege, Gesunderhaltung und Behandlung von jungen Stimmen beschäftigen, ob als Musikschul- und Musiklehrer, Gesangspädagogen, Ärzte, Logopäden, Sprechwissenschaftler oder Vertreter verwandter Professionen.

Wechselwirkungen zwischen Erwachsenen- und Kinderstimmen

Michael Fuchs [Hrsg.]

Band 4, Februar 2010, 180 Seiten,
ISBN 978-3-8325-2382-4

Preis: 34,00 EUR

Zwischen den Sprech- und Singstimmen von Kindern, Jugendlichen und Erwachsenen gibt es in der täglichen Kommunikation und beim Singen zahlreiche Wechselwirkungen.

Erwachsene können gute oder schlechte stimmliche Vorbilder sein: in der Familie, in Kindertagesstätte und Schule, in der Stimmbildung, im Gesangsunterricht und im Chor, aber auch in den Medien. Von ihnen hängt ab, ob es das Kind lernt, sich stimmlich differenziert und den Inhalten und Emotionen entsprechend zu äußern. Denn nur so verfügt es für seine Kommunikation und später für den Beruf über gute stimmliche Ausdrucksmittel.

Erwachsene können aber auch von Kindern lernen: ihre Neugier für das Ausprobieren der eigenen Stimme, ihre (hoffentlich) ungetrübte und unvoreingenommene Freude an der Vielfalt der vokalen Äußerung – beim Sprechen und Singen und ihre Aufgeschlossenheit für „Neue Musik" und andere Hörgewohnheiten. Schließlich bleibt zu fragen: Was sagt die Kinderstimme dem Erwachsenen über Bedürfnisse und Wünsche? Gelingt es uns, darauf zu hören?

Spezialisten aus ganz verschiedenen Fachrichtungen dokumentieren in allgemein verständlicher Weise den aktuellen Wissensstand über diese Wechselwirkungen.

Stimme – Persönlichkeit – Psyche
Michael Fuchs [Hrsg.]

Band 5, Februar 2011, 220 Seiten,
ISBN 978-3-8325-2775-4

Preis: 34,00 EUR

Unsere Stimme ist ein essentielles Element unserer Persönlichkeit: Mit ihr übermitteln wir nonverbale Informationen über unseren emotionalen Zustand und unsere psychische Verfassung. Die Verschlüsselung dieser Informationen erfolgt in konkreten Leistungs- und Qualitätsparametern der Sprechstimme und prägt von den ersten stimmlichen Äußerungen an die Kommunikation mit der Umwelt. Beim Singen sind die Emotionen durch die Musik codiert. Dabei kann die menschliche Stimme wie kein anderes Instrument Emotionen übertragen und wecken.

Kinder und Jugendliche müssen während ihrer Entwicklung lernen, mit ihrer Stimme Gefühle auszudrücken und sie als Teil ihrer Persönlichkeit einzusetzen. Dabei kann (richtiges) Singen helfen. Spezialisten aus ganz unterschiedlichen Fachgebieten stellen in allgemein verständlicher Sprache die Zusammenhänge zwischen Stimme, Persönlichkeit und Psyche dar und geben ganz konkrete Anleitungen und Hinweise für die musikpädagogische und therapeutische Arbeit mit Kindern und Jugendlichen. Darüber hinaus finden sich in diesem Band zahlreiche Anregungen für die Wahrnehmung der eigenen Stimme und den Umgang mit ihr.

Stimme – Körper – Bewegung

Michael Fuchs [Hrsg.]

Band 6, Februar 2012, 200 Seiten,
ISBN 978-3-8325-3080-8

Preis: 34,00 EUR

Die menschliche Stimme kann als ein ganz besonderes Instrument gelten, weil unser Körper selbst das Instrument ist. Wenn sie erklingt, arbeiten zahlreiche Organ- und Muskelsysteme zusammen. Sprechen und Singen sind untrennbar mit Körperfunktionen verknüpft und werden von allen Bewegungen und Haltungen des Körpers beeinflusst. Bei Kindern und Jugendlichen kommt die ständige Veränderung des Körpers und der Stimme während des Wachstums dazu. Singen und Sprechen sind immer auch mit Bewegungen verbunden. Körperimmanente Bewegungen der Atemorgane, der Stimmlippen oder des Vokaltrakts sind eine basale Voraussetzung für die Stimmentstehung. Zudem kennen wir die stimmfunktionsunterstützenden Bewegungen, die ihr Ausdruck, Rhythmus und Tragfähigkeit verleihen.

Ausgewiesene Fachautoren aus Medizin, Neuro-, Sprach- und Erziehungswissenschaften sowie aus Gesangspädagogik und sängerischer Praxis von der Opernbühne bis zum Popgesang beschreiben in allgemein verständlichen Beiträgen ihre Sicht auf die Zusammenhänge zwischen Stimme, Körper und Bewegung.

Forschung – Wissen – Praxis

Michael Fuchs [Hrsg.]

Band 7, Februar 2013, 200 Seiten,
ISBN 978-3-8325-3318-2

Preis: 34,00 EUR

Der Band widmet sich dem Wissenstransfer zwischen Stimmforschung und der gesangspädagogischen und therapeutischen Praxis. Neben aktuellen Forschungsergebnissen aus den europäischen Zentren der Kinder- und Jugendstimmforschung wird auch gezeigt, wie phoniatrische, akustische und pädagogische Forschung funktionieren und warum deren Ergebnisse oft Details beschreiben, die erst im Kontext mit anderen Kenntnissen und Erfahrungen für die Gesangspädagogik oder Therapie relevant werden. Nicht zuletzt sollen die Beiträge zu einer noch engeren Zusammenarbeit aller Fachrichtungen, die sich mit jungen Stimmen beschäftigen, motivieren, denn häufig haben gerade das Wissen und der Erfahrungsschatz der gesangspädagogischen und therapeutischen Praxis wertvolle Impulse für wissenschaftliche Untersuchungen gegeben.

Die Beiträge stammen von ausgewiesenen Fachautoren aus Medizin, Musik-, Kommunikations- und Erziehungswissenschaften sowie aus Gesangspädagogik und sängerischer Praxis. Sie sind allgemein verständlich und mit dem Blick auf eine interdisziplinäre Leserschaft verfasst.

Außer - gewöhnlich? Wege im Umgang mit dem Besonderen

Michael Fuchs [Hrsg.]

Band 8, Februar 2014, 219 Seiten, DVD
ISBN 978-3-8325-3595-7

Preis: 36,00 EUR

Jeder, der mit Kindern und Jugendlichen arbeitet, kennt auch solche, die besonders sind. Wer definiert eigentlich, was das Besondere, das Andere, das Auffällige ist? Stecken hinter auffälligem Verhalten Botschaften an die Bezugspersonen? Wie können Singen und therapeutische Arbeit an der Stimme mit Kindern und Jugendlichen helfen, Menschen zu integrieren oder sie sogar in einer Gemeinschaft zu inkludieren? Was sind die pädagogischen Unterschiede zwischen diesen beiden Prozessen? Dabei geht es nicht nur um Kinder und Jugendliche mit Behinderungen und Besonderheiten. Auch unterschiedliche soziokulturelle und religiöse Hintergründe sowie unterschiedliche Musikstile und ihre Beziehungen zum Singen werden beleuchtet.

Die allgemein verständlich verfassten Kapitel stammen von ausgewiesenen Spezialisten aus den Bereichen Medizin, Musikpädagogik, Erziehungswissenschaft und Psychologie. Zudem finden sich in diesem Band eine DVD mit dem Hauptvortrag von Maria Aarts: „Die Lust auf die Wahrnehmung des Anderen" sowie die Zusammenfassung einer Podiumsdiskussion zu Casting-Shows mit Kindern und Jugendlichen.

Singen und Sprechen
Michael Fuchs [Hrsg.]

Band 9, Februar 2015, 250 Seiten
ISBN 978-3-8325-3900-9

Preis: 36,00 EUR

Sprechen und Singen sind miteinander verwandt. Im anatomischen Aufbau des Stimmapparates und in der neuronalen Repräsentation im Gehirn sind sie funktionell eng verknüpft. Beide Funktionen unterliegen bei Kindern einer ständigen Entwicklung, beginnend mit den Säuglingsschreien und dem Spracherwerb in den ersten Lebensjahren. In zunehmendem Maß werden stimmliche und sprachliche Kompetenzen erworben, können gezielt trainiert und künstlerisch eingesetzt werden. Sängerische Aktivitäten im Kindes- und Jugendalter können die Entwicklung der Sprache, der Wahrnehmung und der Kommunikation unterstützen, weil das Singen diese Komponenten in idealer Weise verbindet.

In 16 Kapiteln widmen sich ausgewiesene Spezialisten aus den Bereichen Medizin, Sprechwissenschaft, Therapie, Gesangspädagogik und Musik den Wechselwirkungen zwischen Sprechen und Singen. Das Buch richtet sich an alle Stimminteressierten, die mit der Stimme im Wachstum arbeiten.

Stimme – Leistung – Gesellschaft
Michael Fuchs [Hrsg.]

Band 10, Februar 2016, 250 Seiten
ISBN 978-3-8325-4204-7

Preis: 36,00 EUR

Welchen Anforderungen kann eine Stimme im Wachstum ausgesetzt sein und welche Chancen und Risiken resultieren daraus? Wie werden stimmliche Aktivitäten und Qualitäten in der Gesellschaft wahrgenommen und was können wir zu idealen Voraussetzungen für die stimmliche und musikalische Bildung beitragen? Welche Kriterien eignen sich für die Bewertung stimmlicher Leistungen? Welche Effekte haben Wettbewerbe und Prüfungen auf die Motivationsfähigkeit für stimmliche Höchstleistungen und wie kann auch ohne sie motiviert werden? Welchen Einfluss nimmt die Persönlichkeit eines Kindes und Jugendlichen auf seine stimmliche Entfaltung und wie können sängerische Aktivitäten die seelische Gesundheit stärken?

Das Besondere an diesem Band sind die vielen Perspektiven der Fachbereiche Medizin, Gesangspädagogik, Sportwissenschaft, Philosophie, Theologie, Sozialpolitik, Kommunikations- und Sprechwissenschaft, Psychologie und Physiotherapie. Den Autoren gelingt eine transdisziplinäre und zugleich allgemeinverständliche Darstellung für alle Berufsgruppen, die sich mit der Kinder- und Jugendstimme beschäftigen.

Die Stimme
im pädagogischen Alltag

Michael Fuchs [Hrsg.]

Band 11, Februar 2017, 264 Seiten
ISBN 978-3-8325-4426-3

Preis: 36,00 EUR

Dieser Band widmet sich spezifisch der Stimme in pädagogischen und therapeutischen Berufen. Die Berufsfähigkeit der Pädagogen, die Lernleistung der Schüler und die Effekte einer Stimmtherapie sind in starkem Maße von der Gesundheit und Qualität der „lehrenden bzw. therapierenden Stimme" abhängig. Sie ist Arbeitsinstrument, Teil der individuellen Persönlichkeit und vokales Vorbild zugleich. Nicht nur im musikpädagogischen Kontext kommen Wechselwirkungen mit den Kinder- und Jugendstimmen dazu. Insofern ist eine qualifizierte Ausbildung und spezialisierte medizinische Betreuung dieser Stimmen unerlässlich.

Die Beiträge beleuchten den aktuellen Stand der Stimm-Tauglichkeitsuntersuchungen, der stimmlichen Ausbildung und der phoniatrischen Betreuungs- und Behandlungsmöglichkeiten in stimmintensiven Berufen. Akustische, kommunikative und psychologische Rahmenbedingungen werden als Ursachen berufsbedingter Stimmstörungen ebenso thematisiert wie die Vorbildwirkung der Pädagogen-Stimme, stimmtechnische und musikpädagogische Trainingsmöglichkeiten und neuronale Grundlagen des (Singen-)Lernens.

Beziehungssystem Stimme

Michael Fuchs [Hrsg.]

Band 12, Februar 2018, 289 Seiten
ISBN 978-3-8325-4609-0

Preis: 36,00 EUR

Mit unserer Stimme gehen wir vielfältige Beziehungen ein: Bereits in den ersten Lebensjahren entwickelt sich ein bewusstes Verhältnis zur eigenen Stimme. Kinder und Jugendliche interagieren mit ihrer Sprechstimme mit Gleichaltrigen und Erwachsenen in spezifischer Weise und sie erleben mit ihrer Singstimme künstlerische Beziehungsgefüge. Störungen zwischenmenschlicher Beziehungen können sich in stimmlichen Symptomen äußern und müssen bei der Stimmtherapie Berücksichtigung finden. Auch die Gefahr des Missbrauchs von Kindern, die uns in der Musikpädagogik – zum Beispiel in Chören – und in der Stimmtherapie anvertraut sind, gehört zum übergeordneten Motto dieses Bandes.

Der zentralen Funktion der Stimme in Beziehungen sollte im (musik-)pädagogischen und medizinisch-therapeutischen Kontext Rechnung getragen werden. In allgemeinverständlichen Kapiteln äußern sich Spezialisten zum aktuellen Wissensstand und geben Empfehlungen für alle, die sich der Kinder- und Jugendstimme verpflichtet fühlen und mit ihr arbeiten.

Gesangsstile - Stimmtechniken - Stimmgesundheit

Michael Fuchs [Hrsg.]

Band 13, Februar 2019, 211 Seiten
ISBN 978-3-8325-4844-5

Preis: 36,00 EUR

Kinder und Jugendliche singen zunehmend und zumeist ganz selbstverständlich in verschiedenen musikalischen Stilrichtungen und mit unterschiedlichen Stimmtechniken. Das stellt nicht nur die Gesangspädagogen und Chorleiter vor Herausforderungen, sondern auch die Medizin.

Kenntnis, Beherrschung und altersgerechte Vermittlung der Stimmtechniken sind entscheidend für die gesunde Entwicklung der Kinder- und Jugendstimmen – das gilt für den klassischen Gesangsstil genauso wie für die Stimmtechniken in der Popularmusik. Auch die ärztliche und therapeutische Begleitung der jungen Sängerinnen und Sänger setzt ein fundiertes Wissen über die verschiedenen Gesangstechniken voraus, um die individuellen stimmlichen Voraussetzungen und eventuelle Risiken für die Stimmgesundheit abschätzen und in der Diagnostik und Therapie berücksichtigen zu können.

In allgemeinverständlichen Kapiteln werden Wege und Methoden dargestellt, diesen Herausforderungen zu begegnen und den Spagat zwischen den Wünschen und den stimmlichen Voraussetzungen der singenden Kinder und Jugendlichen zu meistern.

Stimmen hören –
Potentiale entwickeln –
Störungen behandeln
Michael Fuchs [Hrsg.]

Band 14, Februar 2020, 234 Seiten
ISBN 978-3-8325-5051-6

Preis: 36,00 EUR

Alle Professionen, die sich mit der Kinder- und Jugendstimme beschäftigen, nutzen einen gemeinsamen Zugang: das Hören. Insofern lohnt es sich, die auditiven Beurteilungskriterien zu vergleichen und aufeinander abzustimmen. Wie exakt lässt sich der Stimmklang beschreiben? Welche Potentiale können entwickelt werden? Sind Hinweise auf eine Stimmstörung zu hören? Auch für die eigene Stimmproduktion ist ein gesundes und trainiertes Hör- und auditives Wahrnehmungsvermögen entscheidend. Störungen dieser Fähigkeiten können die Stimmentwicklung beeinträchtigen und sollten daher genauso konsequent behandelt werden, wie die Stimmstörung selbst.

Ein zweiter Schwerpunkt ist der Gebärde im musikpädagogischen, hörgeschädigtenpädagogischen und stimmtherapeutischen Kontext gewidmet. Gebärden können Hörgeschädigten die aktive Teilhabe an Musik erleichtern und Normalhörenden eine neue Dimension des Musikerlebens und -erlernens eröffnen. Allgemeinverständliche Kapitel vermitteln Grundkenntnisse zu diesen Themen und berichten anschaulich aus der Praxis der musikpädagogischen und stimmtherapeutischen Arbeit mit Kindern und Jugendlichen.